Frauenärztliche Taschenbücher

Herausgeber: Thomas Römer, Andreas D. Ebert

Für Jo-Le, Maja, Bela, Elmar und Roma 2050+

Für Herrn Prof. Dr. Günter Köhler zum 65. Geburtstag

Ralf Ohlinger · Susanne Grunwald

Duktoskopie

Lehratlas zur endoskopischen Milchgangsspiegelung

unter besonderer Mitarbeit von
Markus Hahn und Stefan Paepke

mit einem Geleitwort von
Diethelm Wallwiener

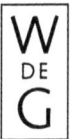

Walter de Gruyter
Berlin · New York

Priv.-Doz. Dr. med. Ralf Ohlinger
Klinik und Poliklinik für Frauenheilkunde und
Geburtshilfe (Direktor: Prof. Dr. M. Zygmunt)
Interdisziplinäres Brustzentrum
der Ernst-Moritz-Arndt-Universität Greifswald
Wollweberstraße 1–3
17475 Greifswald

Dr. med. Susanne Grunwald
Radiologische Praxis,
Partnergesellschaft
Dres. Roloff/Streckenbach
Pappelallee 1
17489 Greifswald

Die Buchreihe *Frauenärztliche Taschenbücher* wurde von Prof. Dr. med. Wolfgang Straube, Rostock und Prof. Dr. Thomas Römer, Köln, gegründet.

Das Buch enthält 102 Abbildungen.

Bildnachweis
Universitätsfrauenklinik Greifswald
Universitätsfrauenklinik Tübingen (Abb. 5.3, 5.5, 5.6b, 5.8, 5.14–20, 5.22)
Fa. Karl Storz (Nachweis in den Bildunterschriften)

ISBN 978-3-11-020643-2

Bibliografische Information der Deutschen Nationalbibliothek
Die Deutsche Nationalbibliothek verzeichnet diese Publikation in der Deutschen Nationalbibliografie; detaillierte bibliografische Daten sind im Internet über http://dnb.d-nb.de abrufbar.

Projektmanagement/Lektorat: Dr. Petra Kowalski. Herstellung: Marie-Rose Dobler. Gesamtherstellung: Druckhaus Thomas Müntzer, Bad Langensalza. Einbandgestaltung: deblik, Berlin.

Vorwort

Um die Ursache für unklare Flüssigkeitsabsonderungen aus der Brustwarze zu finden, stehen neben dem Mamillenabstrich derzeit eine Vielzahl bildgebender Verfahren zur Verfügung (Mammografie, Brustultraschall, MRT, Galaktografie etc.). Mit keinem dieser Verfahren kann mit ausreichender Sicherheit unterschieden werden, ob die Sekretion durch eine gut- oder bösartige Brusterkrankung hervorgerufen wird. Alle diese Verfahren geben lediglich indirekt eine Verdachtsdiagnose an, die häufig in eine sogenannte „blinde" Milchgangsentfernung mündet. Mit der Duktoskopie (syn. Galaktoskopie – endoskopische Milchgangsspiegelung) gelingt es erstmals, die Milchgänge direkt von innen zu betrachten. Die Miniaturoptiken haben einen Außendurchmesser von 0.55 bis 1.1 mm. Da über 80 % der Brustkrebsfälle in den Milchgängen beginnen, kommt der Beurteilung und der Erkennung kleinster Veränderungen im Milchgangsystem der weiblichen Brustdrüse eine immer größere Bedeutung zu. Die Duktoskopie könnte dabei in Zukunft eine entscheidende Rolle spielen. Zurzeit ist dieses Verfahren als experimentell zu betrachten. Weltweit wurde ihre Machbarkeit an über 4000 Patientinnen nachgewiesen. Im Ergebnis einer prospektiven nationalen Multicenterstudie werden die intraduktalen Veränderungen detailliert beschrieben. Weiterhin wird die Duktoskopie mit allen bislang zur Verfügung stehenden Methoden bezüglich ihrer Treffsicherheit verglichen, um zu sehen, welchen Platz sie in der Diagnosekette bei unklarer Sekretion aus der Brustwarze einnehmen kann. Wie bei jeder neuen operativen Methode muss auch diese minimal-invasive Technik zuvor geübt werden. Mit diesem als Lehratlas konzipiertem Taschenbuch „Duktoskopie (endoskopische Milchgangsspiegelung)" erscheint erstmalig ein umfassendes Werk zu dieser Thematik. Detailliert wird jeder einzelne Schritt in der Handhabung der Duktoskopie erläutert und somit praktische Handlungsanweisungen zum Erlernen dieses Verfahrens gegeben. Das oben genannte Buch soll als Begleitbuch für diejenigen gedacht sein, die das Verfahren in operativen Kursen an speziellen Zentren erlernen. Zudem befindet sich im

Anhang eine umfassende Literaturübersicht zur weiteren Vertiefung der Thematik.

Wir möchten uns bei Frau Susanne Bernstein und bei Frau Iris Erdmann für die Hilfe bei der Erstellung des Manuskriptes und der Firma Karl Storz für die fast 10-jährige gemeinsame innovative kollegiale Zusammenarbeit auf dem Gebiet der Duktoskopie bedanken. Für die Umsetzung dieses Buchprojektes danken wir zudem dem Walter de Gruyter Verlag, insbesondere Frau Dr. Petra Kowalski und nicht zuletzt Herrn Dr. Joseph Kleine.

Greifswald, 1. Februar 2009   Ralf Ohlinger
                                               Susanne Grunwald

Geleitwort

Die pathologische Sekretion der Brust ist eine große diagnostische Herausforderung. Intramammäre Befunde, die für die Pathogenese der Sekretion verantwortlich sind, können, wenn überhaupt, nur indirekt dargestellt werden. Die histologische Abklärung mittels Duktektomie nach Urban durch Blau-Instillation des sezernierenden Milchgangs erlaubt intraoperativ keine direkte Visualisierung des Milchgangs in dem das pathologische Korrelat zu vermuten ist.

Die endoskopische Milchgangsdarstellung mittels Duktoskopie ermöglicht die direkte Visualisierung eines pathologisch sezernierenden Milchgangs. Kleinste, hoch spezialisierte Endoskope erlauben eine exakte Diagnostik. Eine selektive Gewebeentnahme ist mit dieser Technik möglich.

Erstmals 1988 von Teboul publiziert, wurde die Duktoskopie kontinuierlich weiterentwickelt. 1995 begann in Deutschland die Heidelberger Arbeitsgruppe um Rimbach, damals noch experimentell im Tierversuch, sich mit dieser Technik zu beschäftigen.

Herr Priv.-Doz. Dr. R. Ohlinger, der bereits seit 1999 die Duktoskopie in der Universitäts-Frauenklinik Greifswald durchführt, verfügt mittlerweile über eine Erfahrung von weit über 300 Duktoskopien. Es ist sein Verdienst, dass diese Technik mittlerweile in Deutschland bekannt ist und kontinuierlich weiter evaluiert wird. Seit 2005 finden jährliche Operationskurse zur Duktoskopie unter der Leitung von Herrn Priv.-Doz. Dr. Ohlinger im Brustzentrum Greifswald statt. Als Mitglied der Arbeitsgemeinschaft Minimalinvasive Mammainterventionen (AG MiMi) der Deutschen Gesellschaft für Senologie (DGS) hat er es geschafft, eine internationale, prospektive Multicenterstudie zur Evaluierung der Duktoskopie zu initiieren. Zahlreiche Publikationen und Vorträge zu diesem Thema sind mit dem Namen Ohlinger verbunden.

Der vorliegende Atlas zur Duktoskopie ist so konzipiert, dass der Leser zu Beginn jedes Kapitels durch kurze Erläuterungen zum Inhalt strukturiert informiert wird. Die zahlreichen Bilder demonstrieren sehr eindrücklich das gesamte Spektrum der Duktoskopie. Dabei wird neben der Demonstration zahlreicher benigner

und maligner Befunde großer Wert auf die Instrumentenlehre und
die Demonstration der Technik des Eingriffs gelegt. Fallbeispiele
komplettieren den Atlas.

Herrn Priv.-Doz. Dr. Ohlinger und seiner Arbeitsgruppe ist mit
dem ersten Duktoskopieatlas ein hervorragendes Werk gelungen,
das dem Leser neue Einblicke in die Welt der Milchgänge erlaubt
und dem Kliniker ein wichtiges Werkzeug sein wird.

Prof. Dr. med. Diethelm Wallwiener
Ärztlicher Direktor der Universitäts-Frauenklinik
Tübingen, Leiter des Interdisziplinären
Universitäts-Brustzentrums im Südwestdeutschen
Tumorzentrum – Cancer Comprehensive Center
Tübingen,
Präsident der Deutschen Gesellschaft für Senologie

Autorenverzeichnis

Dr. med. Susanne Grunwald
Radiologische Praxis,
Partnergesellschaft Dres. Roloff/Streckenbach
Pappelallee 1
17489 Greifswald

Dr. med. Markus Hahn
Universitätsfrauenklinik Tübingen
(Direktor: Prof. Dr. D. Wallwiener)
Calwer Str. 7
72076 Tübingen

Priv.-Doz. Dr. med. Ralf Ohlinger
Klinik und Poliklinik für Frauenheilkunde
und Geburtshilfe (Direktor: Prof. Dr. M. Zygmunt)
Interdisziplinäres Brustzentrum
der Ernst-Moritz-Arndt-Universität Greifswald
Wollweberstr. 1–3
17475 Greifswald

Dr. med. Stefan Paepke
Frauenklinik rechts der Isar
Technische Universität München
(Direktor: Frau Prof. Dr. M. Kiechle)
Ismaninger Str. 22
81675 München

Inhalt

1. Einleitung 1

2. Anatomie des Milchgangsystems. 5

3. Technische Voraussetzungen und Geräte 7

4. Praktische Durchführung. 13

5. Fallbeispiele 49

Weiterführende Literatur 59

Register. 69

1. Einleitung

Während der Schwangerschaft und Stillzeit ist eine beidseitige klare bzw. milchige Sekretion physiologisch. Außerhalb dieser Zeit sollte jede Sekretion, ob ein- oder beidseitig, serös oder blutig, spontan oder durch Kompression bedingt, abgeklärt werden.

Pathophysiologisch kann eine seröse bzw. milchige Sekretion durch eine passagere oder persistierende Hyperprolaktinämie bedingt sein. Ursächlich für die primäre Hyperprolaktinämie ist oft die Prolaktinbildung durch ein Hypophysenadenom. Bei der sekundären Form, die durch eine Läsion der Bildungsstätte oder durch eine Blockade des Transportweges entsteht, entfällt dessen hemmende Funktion auf die Prolaktin hemmenden Zellen.

Bei Medikamenten, wie z. B. Neuroleptika, Psychopharmaka, orale Kontrazeptiva, Antiemetika und Antihypertensiva, wird als Nebenwirkung eine Sekretion aus der Mamille beschrieben, ebenso bei Hypo- und Hyperthyreose, beim paraneoplastischen Syndrom, beim Hypernephrom (ektope Prolaktinsynthese), Chorionkarzinom und Bronchialkarzinom. Darüber hinaus kommen eine manuelle Reizung der Mamille, Thoraxoperationen, Stress- und Konfliktsituationen, mechanische, nervale und psychische Reize als Ursachen in Frage.

Morphologisch sieht man inhomogene Reaktionen der Lobuli, die durch intrazelluläre Sekretbildung und -abgabe in die Milchgänge gekennzeichnet sind. Folge der Sekretion sind Gangektasien.

Die genannten extramammären Ursachen für die Sekretion müssen zunächst ausgeschlossen werden. Anschließend sollte nach intramammären Läsionen gesucht werden. Sowohl benigne als auch maligne Veränderungen der Mammae können mit einer Sekretion vergesellschaftet sein. Die Mastopathie ist in 5 bis 33 %, das Fibroadenom in 0,8 bis 5,0 %, die Mastitis nonpuerperalis in 20 bis 30 % und das solitäre Papillom in ca. 50 % der Fälle mit einer Sekretion assoziiert. Das Papillom hat zudem eine 5 bis 17 %ige Koexistenz zu prämalignen und malignen Tumoren. 0,5 bis 12,0 % aller malignen Brusttumoren, vornehmlich das duktale Karzinom in situ (DCIS) und das invasive duktale Karzinom (IDC) gehen mit einer Sekretion einher. Die Vielfalt der zur Verfügung stehenden Methoden zur Abklärung der Sekretion führt für den behandelnden Arzt zu einem diagnostischen Dilemma und für die Patientin zu vielen, z. T. belastenden und überflüssigen Untersuchungen.

Nach der Inspektion beschreibt man die Sekretion als ein- oder beidseitig, die Farbe als klar, milchig, weißlich, grünlich, bräunlich, schwarz oder rötlich, die Konsistenz als serös, wässrig, dickflüssig oder mukös. Die Inspektion ist unspezifisch. Eine blutige Sekretion hat nicht zwangsläufig einen malignen und eine klare Sekretion einen benignen Befund als Ursache. Sowohl ein Papillom als auch ein Karzinom können eine klare und auch eine blutige Sekretion hervorrufen. Ob eine Sekretion tatsächlich blutig ist, kann durch ein zytologisches Abstrichpräparat oder einen Hämostick nachgewiesen werden. Die Palpation lässt die Aussage zu, ob eine Sekretion spontan oder auf Druck provozierbar ist. Eine Dignitätsvorhersage lässt sich aber nicht ableiten. Der Mamillenabstrich hat eine niedrige Sensitivität, aber eine hohe Spezifität. Die Mammografie ist bei Mamillensekretion uncharakteristisch. Die Sensitivität ist sehr niedrig, die Spezifität hingegen hoch. Auch die Galaktografie hat nur eine beschreibende Aussage (unauffälliges Gangsystem, Nachweis von Duktektasien, Füllungsdefekte und Gangabbrüche). Eine spezifische Diagnose der Füllungsaussparungen und Gangabbrüche ist aber nicht möglich, sodass immer eine minimal-invasive oder chirurgische Abklärung notwendig ist. Die Sensitivität der Galaktografie ist relativ hoch, die Spezifität niedrig. Die Mammasonografie als duktusorientierter Ultraschall scheint der Mammografie und der Galaktografie bezüglich der Sensitivität und der Spezifität überlegen, insbesondere in Kombination mit der Feinnadelaspirationszytologie, Stanzbzw. Vakuumbiopsie. Eine der Duktsonografie vergleichbare hohe diagnostische Wertigkeit weist die Magnetresonanztomographie (MRT) auf. Die Duktallavage hat eine sehr niedrige Sensitivität bei ausgezeichneter Spezifität. Alle bisher eingesetzten Methoden zur Abklärung einer unklaren Mamillensekretion sind indirekte Verfahren. Mit der Duktoskopie gelingt es erstmals die Milchgänge direkt zu visualisieren und damit intraduktale Prozesse makroskopisch sichtbar zu machen und zu beschreiben.

Die Machbarkeit der Duktoskopie ist nachgewiesen. Welchen Platz die Duktoskopie in der Vielfalt der Diagnostika einnehmen wird, steht noch nicht abschließend fest. Viele Fragen sind noch offen, so z. B. ob zusätzlich Karzinome zu detektieren sind, die in anderen Verfahren nicht zur Darstellung kommen, ob es gelingt, andere Methoden zu ersetzen, ob sie eine höhere Sensitivität und Spezifität hat, der gesamte auffällige Gang darstellbar ist oder wie pathologische Veränderungen überhaupt aussehen. Eine bildgebende Beschreibung der einzelnen pathomorphologischen Aspekte liegt bislang nicht vor, ebenso keine standardisierte Klassifikation.

Ein Ziel muss sein, die Zahl der diagnostischen Schritte bei unklarer Mamillensekretion zu minimieren und dem Arzt ein gut strukturiertes klares Konzept für das Vorgehen bei unklarer Mamillensekretion in die Hand zu geben. Die bis dato weitläufig praktizierte ungezielte „blinde" Milchgangsexstirpation könnte dann bald der Vergangenheit angehören. Histologisch gesicherte gutartige intraduktale Proliferationen könnten in Zukunft über den Arbeitskanal des Duktoskops entfernt werden, z. B. in Kombination mit anderen minimal-invasiven Verfahren, wie der Vakuumbiopsie. Viele unnötige Operationen könnten so vermieden werden. Zusätzlich besteht die Voraussetzung, intraduktale Veränderungen durch eine gezielte Probeexzision (PE) zu diagnostizieren und zu klassifizieren. Die Duktoskopie ist ein interessantes, viel versprechendes diagnostisches Verfahren zur Abklärung einer unklaren Mamillensekretion. Ein unkritischer breiter Einsatz kann derzeit nicht empfohlen werden. Standard bei Mamillensekretion intramammärer Ursache ist die gezielte Milchgangsexstirpation nach Blaumarkierung (modifiziert nach Urban). Einigen spezialisierten Zentren obliegt die Aufgabe, die Methode zu verfeinern, sie zu evaluieren und sie anderen Kollegen praktisch näher zu bringen. Vor dem Erlernen der Technik der Duktoskopie ist eine Wiederholung der Anatomie des Milchgangsystems zwingend erforderlich.

2. Anatomie des Milchgangsystems

Im nachfolgenden Schema wird die Anatomie des Milchgang-systems verdeutlicht.

Von 10–20 Milchgängen enden 4–12 in der Mamille. Die ein-zelnen Milchgänge (Ductus lactifer) haben einen Durchmesser von ca. 0,5 mm. Im Areolaniveau erweitert sich der Ductus lactifer ampullenartig zum Sinus lactifer mit einem Durchmesser von 4–6 mm. Im weiteren Verlauf verjüngt sich dieser in die Pars infundibularis der Mamille und mündet im Porus excretorius an der Mamillenoberfläche. Der Sinus lactifer und die Pars infundibula-ris sind Abschnitte des Ductus excretorius (Durchmesser 2–4 mm).

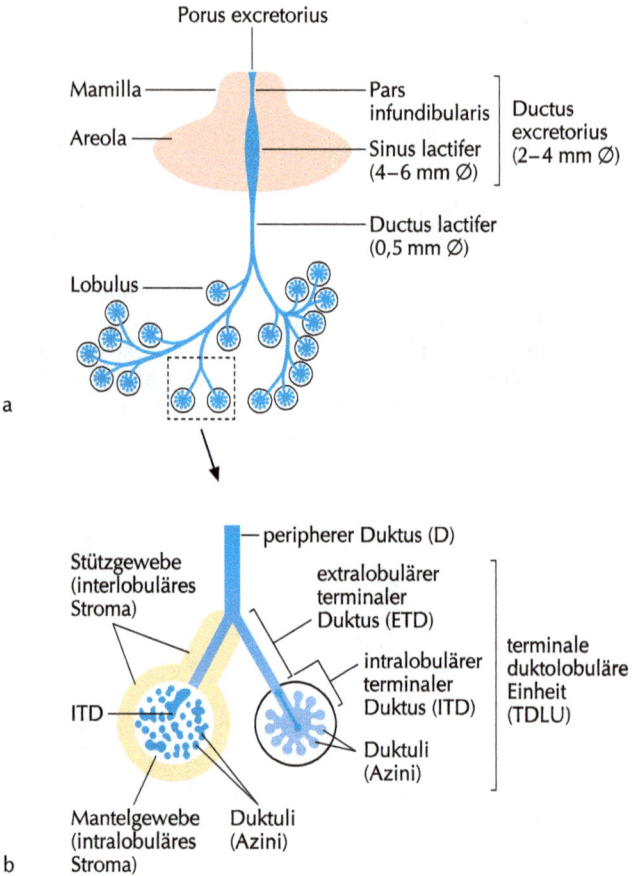

Abb. 2.1: Anatomie des Milchgangsystems (Quelle: Bässler R (1997) Mamma. In: Remmele (Hrsg.) Pathologie 4. Springer Heidelberg New York).

3. Technische Voraussetzungen und Geräte

Es stehen Miniatur-Duktoskope der Fa. Karl Storz (Tuttlingen, Deutschland) mit 0,65 bis 1,1 mm Außendurchmesser sowie verschieden große Arbeitstrokare von 0,8 bis 1,3 mm Durchmesser zur Verfügung. Es handelt sich um 0-Grad-Optiken und hoch auflösende Kameras mit 3000 bis 6000 Pixeln. Wir unterscheiden diagnostisch und therapeutisch einsetzbare Endoskope. Die diagnostischen Duktoskope besitzen neben Optik und Lichtquelle einen Spülkanal, die therapeutischen besitzen zudem einen Arbeitskanal, über den eine Zytologiebürste, Fass- oder Mikrobiopsiezangen eingebracht werden können.

Weitere Anbieter sind:

- PolyDiagnost (Pfaffenhofen, Deutschland) bietet Instrumente von 0,55 bis 1,1 mm Durchmesser an
- Volpi AG (Schlieren, Schweiz), Instrumente mit 0,7 mm Durchmesser (Außendurchmesser 1,0 mm)

Duktoskopiegeräte

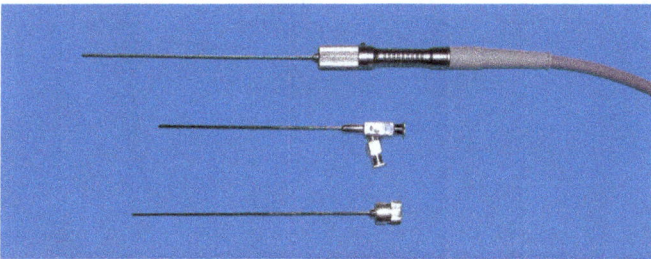

Abb. 3.1: Duktoskopiegeräte: „Diagnostisches" Duktoskop der Fa. Karl Storz. Halbstarr, Okularteil getrennt vom Duktoskop, drehbarer LUER-Lock-Adapter, mit eingebauter Fiberglas-Lichtleitung und Schutzhülse 11520 P. Blickrichtung: 0, Öffnungswinkel: 70, Arbeitslänge: 20 cm, Durchmesser: 1 mm. Mit seitlichem LUER-Lock-Adapter, Länge 7,5 cm, Durchmesser 1,3 mm, einschließlich stumpfem Obturator.

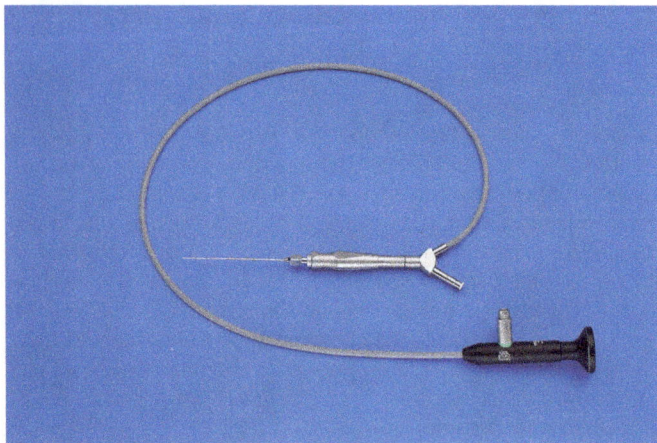

Abb. 3.2: „Diagnostisches" Duktoskop der Fa. Karl Storz. Diagnostisches Duktoskop mit integriertem Spül- und Sauganschluss, Blickrichtung 0, Außendurchmesser: 0,8 mm, Nutzlänge: 9 cm.

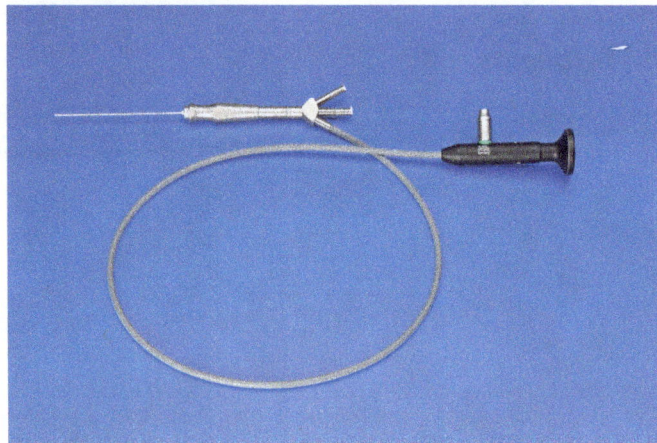

Abb. 3.3: „Therapeutisches" Duktoskop der Fa. Karl Storz mit integriertem Spül- und Sauganschluss, Blickrichtung: 0, Außendurchmesser: 1,1 mm, Nutzlänge: 9 cm, Arbeitskanal: 0,6 mm.

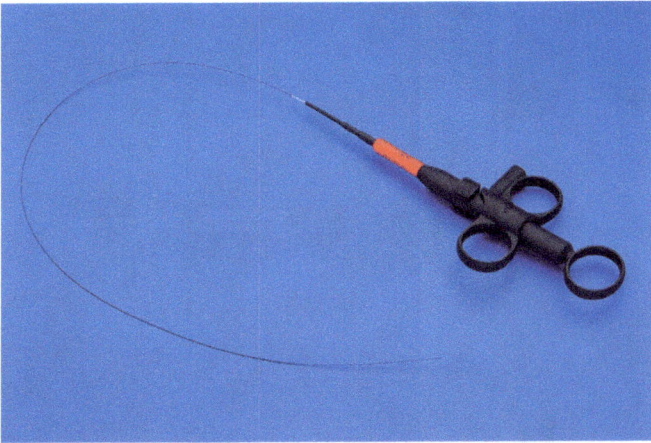

Abb. 3.4: Steinfangkörbchen mit 4 Drähten, Außendurchmesser: 0,4 mm der Fa. Karl Storz.

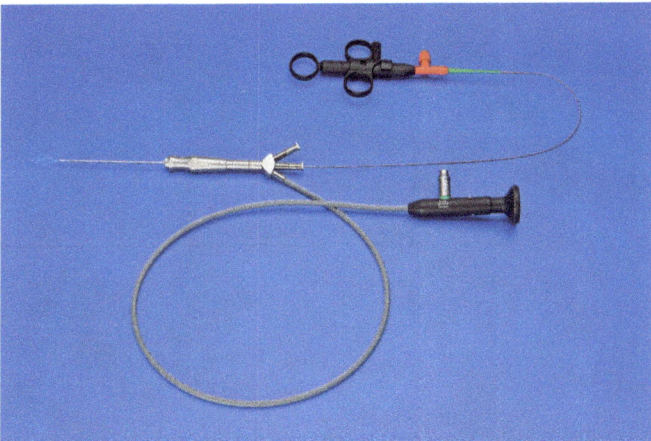

Abb. 3.5: „Therapeutisches" Duktoskop mit „Fangkörbchen" der Fa. Karl Storz mit integriertem Spül- und Sauganschluss, Blickrichtung: 0, Außendurchmesser: 1,1 mm, Nutzlänge: 9 cm, Arbeitskanal: 0,6 mm.

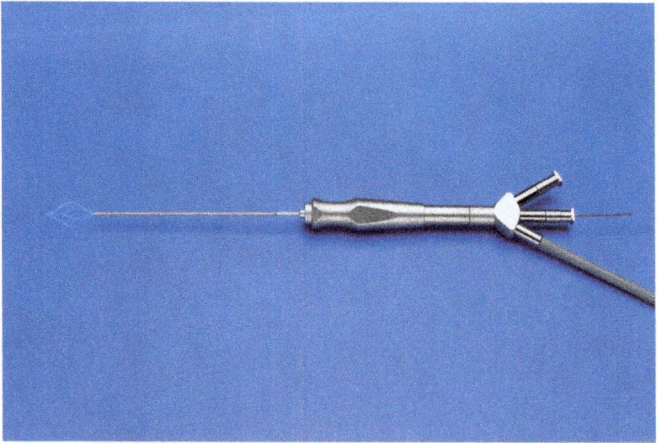

Abb. 3.6: „Therapeutisches" Duktoskop mit integriertem Spül- und Sauganschluss, Blickrichtung 0, Außendurchmesser: 1,1 mm, Nutzlänge: 9 cm, Arbeitskanal: 0,6 mm, mit eingeführtem Fangkörbchen.

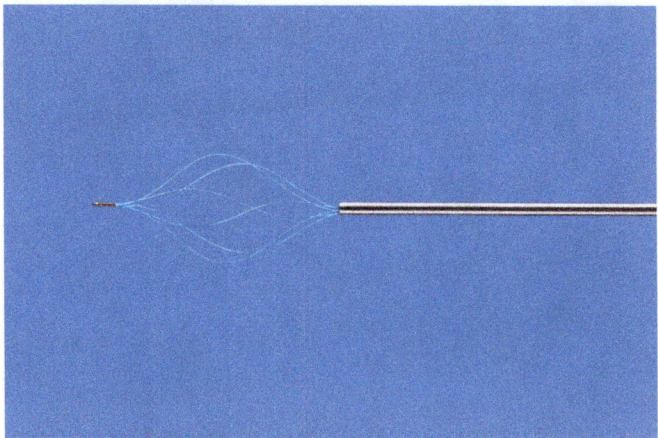

Abb. 3.7: Distales Ende des „therapeutischen" Duktoskopes mit Fangkörbchen.

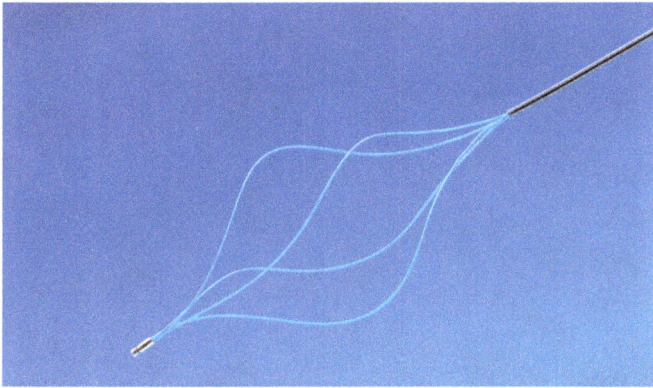

Abb. 3.8: Distales Ende des Fangkörbchens in das „therapeutische Duktoskop" eingeführt.

Um mit dem Duktoskop in den Milchgang zu gelangen, muss zunächst eine Dilatation des intramamillären Abschnittes des Ductus excretorius über den Porus excretorius erfolgen. Hierzu stehen verschiedene Dilatatoren zur Verfügung.

Dilatatoren

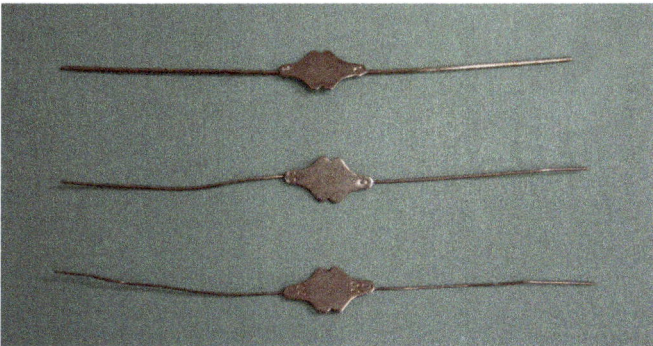

Abb. 3.9: „Speicheldrüsengangdilatatoren". Speichelgangsonden nach BOWMAN, Durchmesser: 0,6–1,4 mm, Länge: 13 cm.

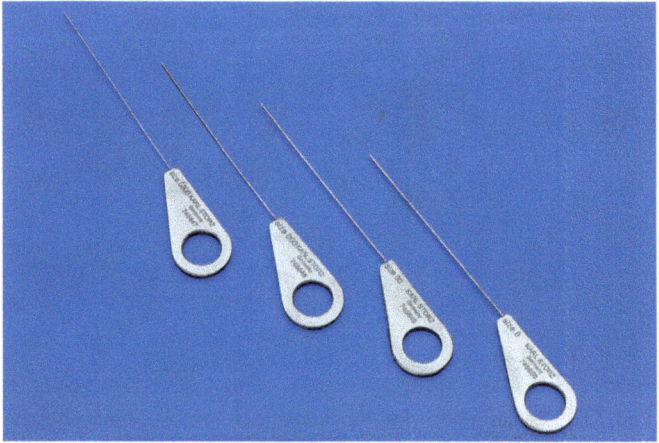

Abb. 3.10: Milchgangdilatatoren Fa. K. Storz. Milchgangdilatatoren KARL STORZ Endoskope, Größe 0000–1.

4. Praktische Durchführung

Nach präoperativer Sichtung der Mammografie-, der Galaktografie- und MRT-Bilder erfolgt die Duktsonografie und nachfolgend die Anzeichnung des Befundes auf der Haut. Nach Narkose-einleitung und Hautdesinfektion wird im Operationssaal erneut eine duktusorientierte Ultraschalluntersuchung durchgeführt. Der Eingriff selbst kann in Lokalanästhesie oder Vollnarkose erfolgen. Zuerst wird Sekret aus dem entsprechenden Milchgang exprimiert. Im Anschluss wird über den Porus excretorius die Pars infundibularis des Ductus excretorius mit Hilfe von Tränengang-sonden oder Speicheldrüsengangdilatatoren oder speziellen Duktdilatatoren bis auf den Durchmesser von 1,0 bis 1,5 mm aufgedehnt. Daraufhin wird der Arbeitstrokar mit stumpfem Obturator eingeführt. Das semiflexible Endoskop wird nach Entfernung der stumpfen Führungskanüle vorsichtig vorgeschoben. Das Vorschieben erfolgt unter ständiger Kontrolle des korrekten Sitzes über den Monitor. Über den Spülkanal wird kontinuierlich physiologische Kochsalzlösung instilliert, um die Sicht im Gang-system zu ermöglichen. Bei einer Länge des Duktoskops von 7,5 bis 9,5 cm lässt sich über diese Länge der entsprechende Milchgang mit seinen Aufzweigungen verfolgen. Die Dokumentation erfolgt digital. Ein unauffälliges Gangsystem wird ebenso beschrieben wie etwaige Veränderungen. Stellen sich intraduktale Befunde dar, kann über Zytologiebürsten, Fasszangen, Körbchen oder Mikrobiopsiezangen eine gezielte Probeexzision erfolgen. Ebenso ist der Versuch, das gesamte auffällige Areal intraduktal abzutragen, möglich. Der Führungsschaft kann als „Leitschiene" im Gang belassen werden, um eine gewebeschonende, gezielte Milchgangsexstirpation durchzuführen. Besser ist es, einen speziellen Markierungsdraht über den Arbeitsschaft direkt an der Läsion zu verankern. Aufgrund der bisher noch ausstehenden Studienergebnisse sollte aktuell noch nach jeder Duktoskopie (bei Nachweis eines intraduktalen Befundes) die gezielte Milchgangsexstirpation erfolgen. Bei sehr mamillennahen Befunden können durch Inzision der Mamille im Sinne einer Längsspaltung die beiden Mamillenhälften aufgeklappt werden. Dann kann entlang des Führungsschaftes gezielt das Areal mit dem intraduktalen Befund entfernt werden. Bei weiter in der Peripherie der Milchgänge gelegenen Läsionen sollte der Areolarandschnitt vorgezogen und dann gezielt der betroffene Gang von lateral beginnend freipräpariert und exzidiert werden. Beide operativen Methoden haben den Vorteil, weniger traumatisch und anatomisch korrekter zu sein als die nicht selektive Milchgangsexstirpation nach Urban.

Vorgehensweise

Nach durchgeführter Mammografie, Galaktografie, MRT erfolgt präoperativ die Duktsonografie. Um den gesamten Milchgang von der Mamille beginnend zu erfassen, ist eine radiäre Schallkopfführung notwendig. Zudem ist die Nutzung eines speziellen Schallkopfes (z. B. L53L, HITACHI) mit einer Länge von 9 cm, ggf. mit Wasservorlaufstrecke zu empfehlen.

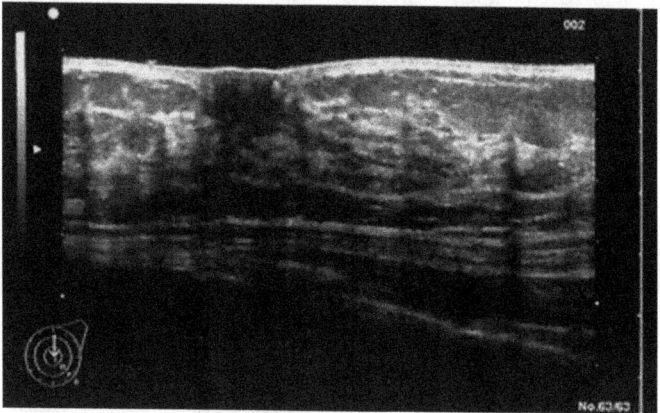

Abb. 4.1: Präoperativer Ultraschall. Duktsonografie (radiär) mit Darstellung der Mamille und der Milchgänge (L53L, HITACHI).

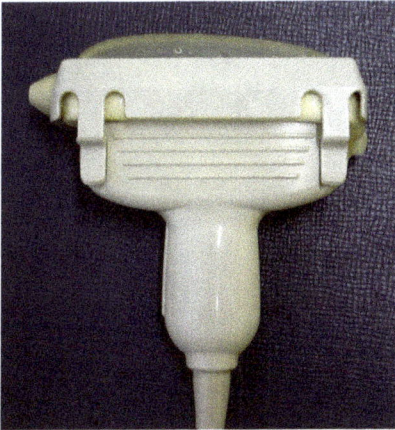

Abb 4.2: Präoperativer Ultraschall. Linear-schallkopf mit Wasser-vorlaufstrecke, HITACHI.

Nach Narkoseeinleitung, Hautdesinfektion und sterilem „Abde-cken" der Patientin erfolgt vor Beginn der Operation der intraope-rative Ultraschall inklusive der Anzeichnung des Herdbefundes und des Milchgangverlaufes auf der Haut.

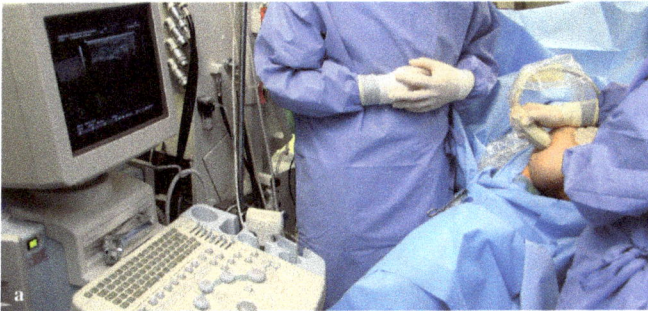

Abb. 4.3a

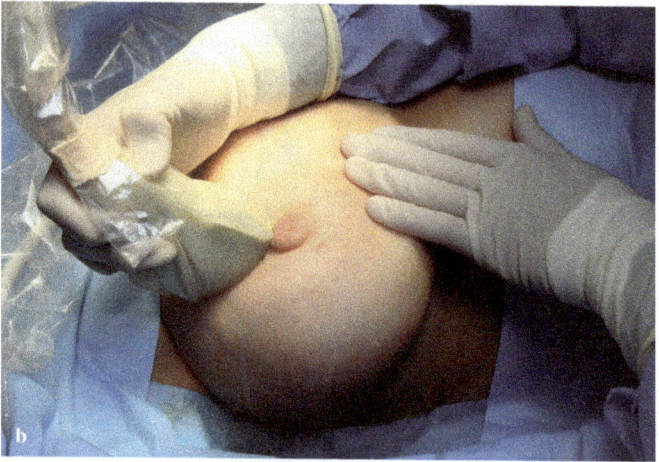

Abb. 4.3b

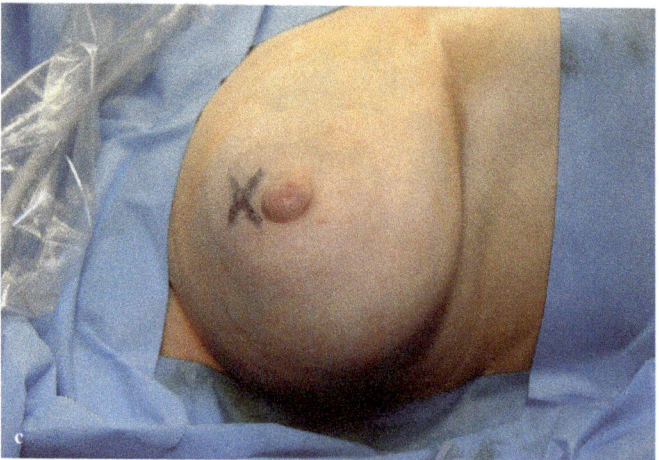

Abb. 4.3c

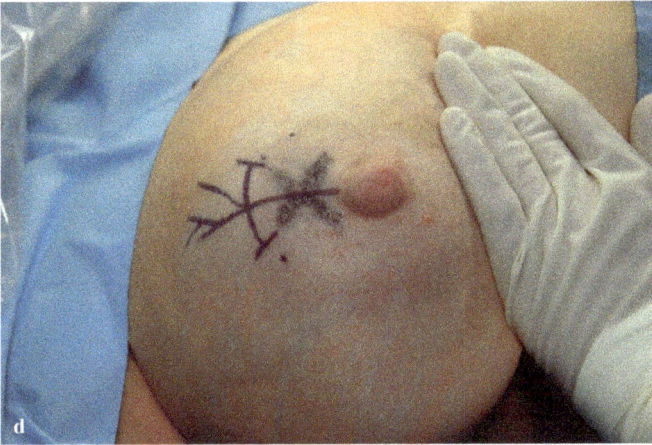

Abb. 4.3a–d: Intraoperativer Ultraschall und Anzeichnung.

Als nächster Schritt erfolgt der Mamillenabstrich.

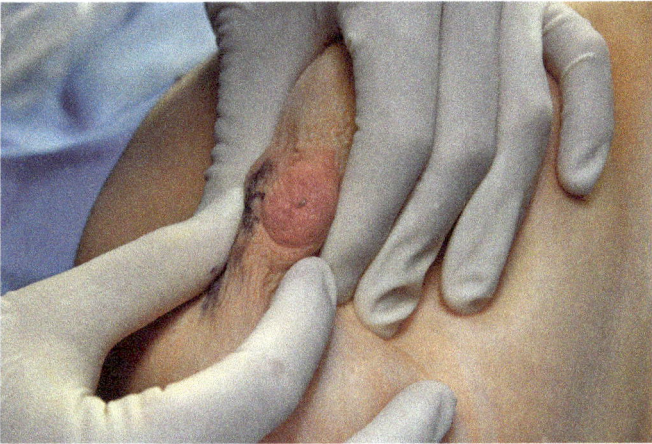

Abb. 4.4: Exprimieren von Milchgangssekret.

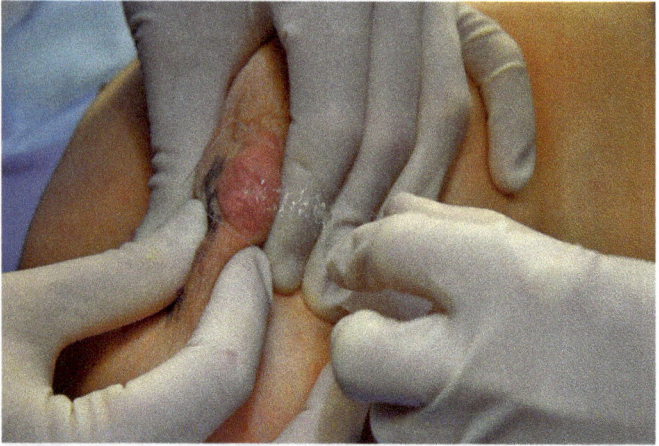

Abb. 4.5: Mamillenabstrich mit Objektträger.

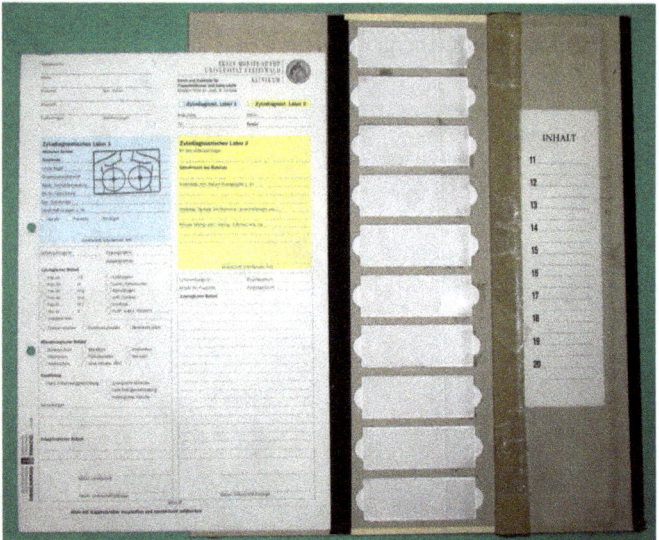

Abb. 4.6: Zytologischer Befundbogen + Mappe (Mamillenabstrich).

Optional kann man an der Mamille Haltefäden anbringen, um diese zu elevieren. Dieses ist insbesondere bei invertierter Brustwarze wichtig.

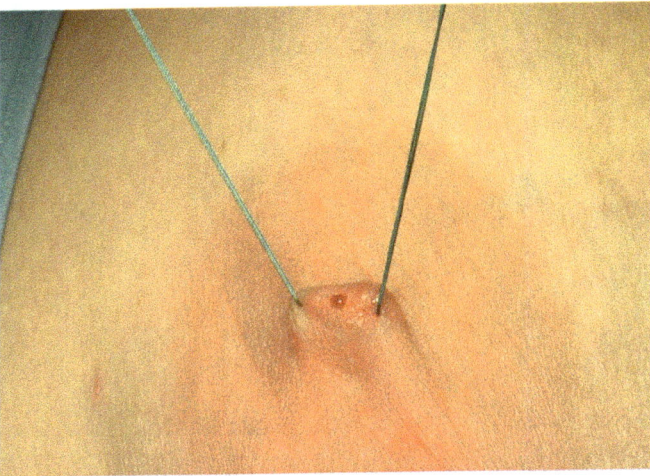

Abb. 4.7: Anlegen von zwei Haltefäden an der Mamille (optional).

Nach dem Mamillenabstrich wird die Dilatation des Ductus excretorius durchgeführt.

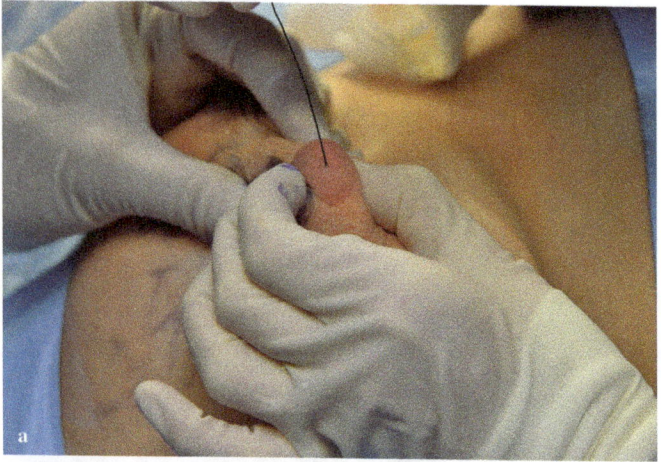

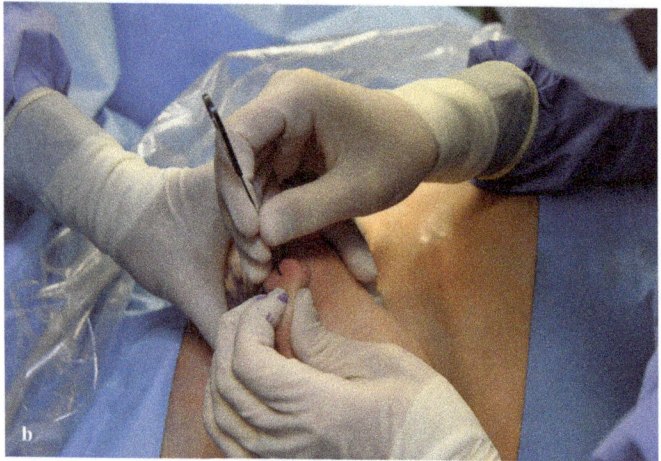

Abb. 4.8a, b: Einführen der Dilatatoren.

Ist diese erfolgreich gewesen, wird der Führungsschaft für das Duktoskop eingeführt.

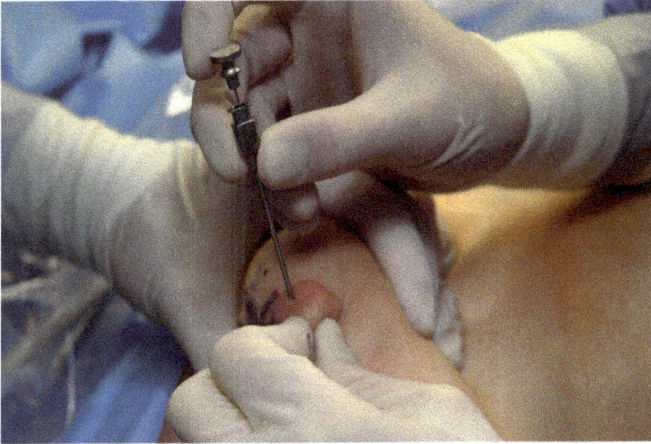

Abb. 4.9: Einführen des Führungsschaftes mit der Führungskanüle (am Ende stumpf).

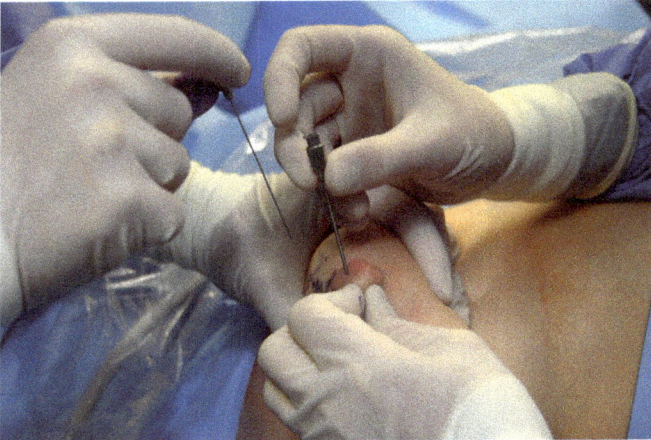

Abb. 4.10: Entfernung der Führungskanüle.

Nach Entfernung der Führungsnadel wird zunächst das „diagnostische" Duktoskop unter Monitorsicht eingeführt.

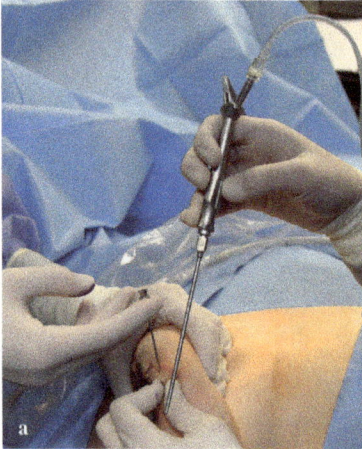

Abb. 4.11a

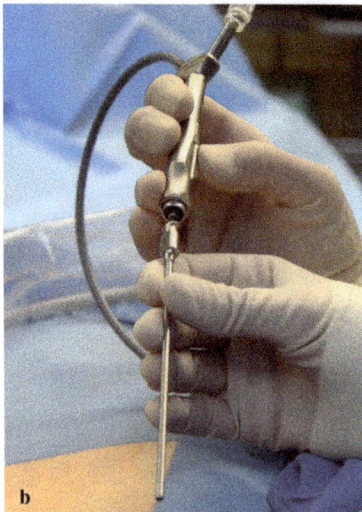

Abb. 4.11b

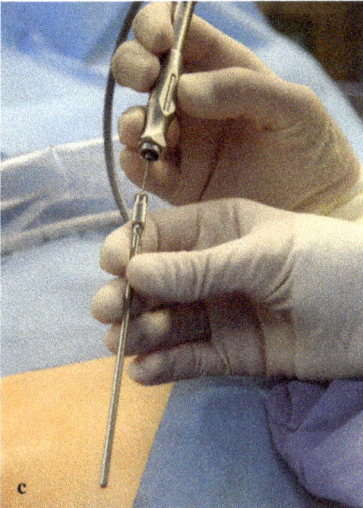

Abb. 4.11c

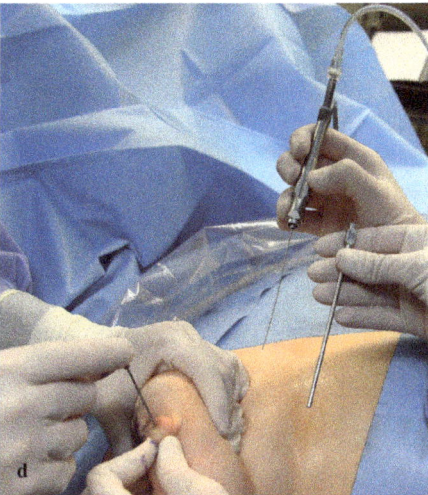

Abb. 4.11a–d:
Entfernung des
Schutzschaftes vom
„diagnostischen"
Duktoskop.

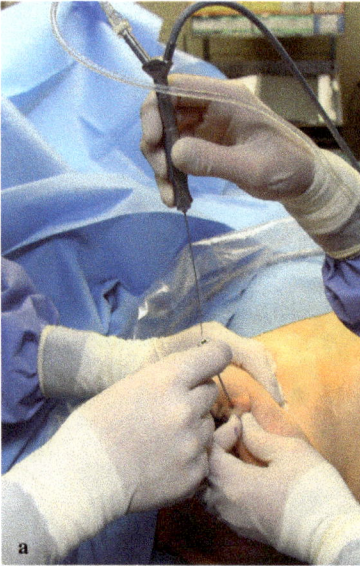

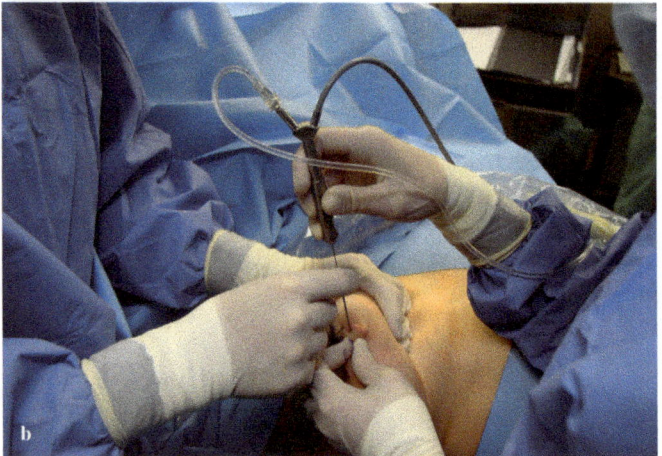

Abb. 4.12a, b: Einführen des Duktoskopes in den Führungsschaft.

Ist der Porus excretorius zu klein, kann auf den Führungsschaft verzichtet werden und das Duktoskop kann direkt eingebracht und vorsichtig vorgeschoben werden.

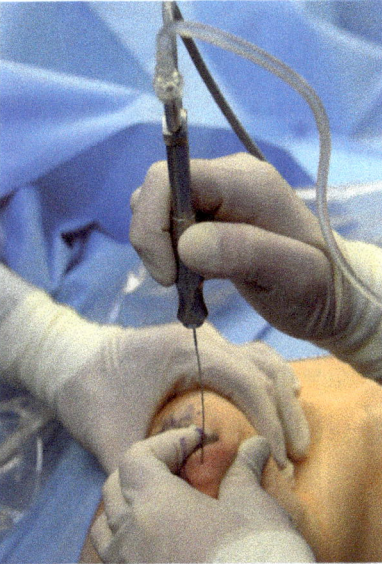

Abb. 4.13: Einführen des Duktoskopes in den Milchgang (ohne Führungsschaft, optional).

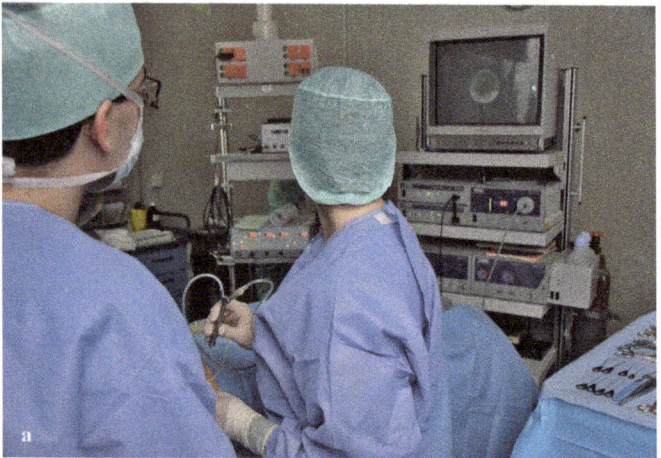

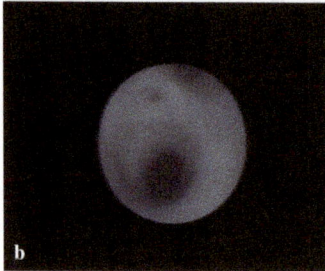

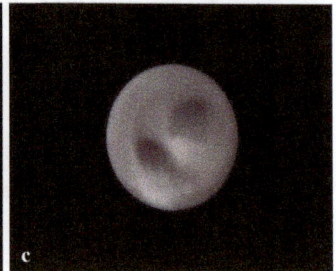

Abb. 4.14a–c: Vorschieben des Duktoskops unter „ständiger" Sicht auf den Monitor und Exploration des Milchganges.

Nach Exploration des Milchganges Herausziehen des Duktoskops und Durchführung der Spülzytologie.

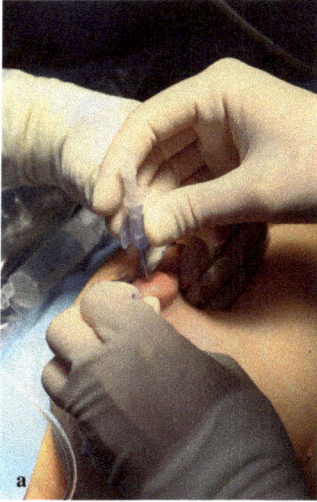

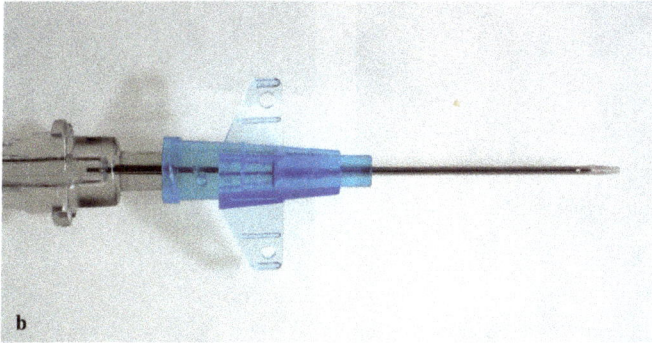

Abb. 4.15a, b: Spülzytologie: Einführen eines i.v. Katheters (BD Insy-te-W⁰) mit in den Führungsschaft zurückgezogener Nadelspitze um den Milchgang nicht zu verletzen.

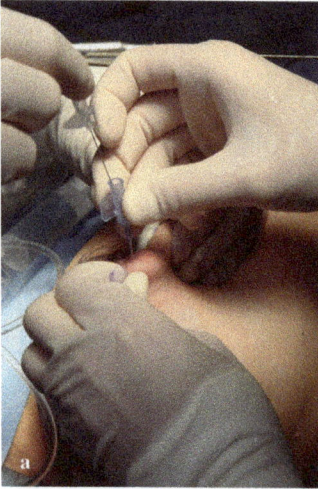

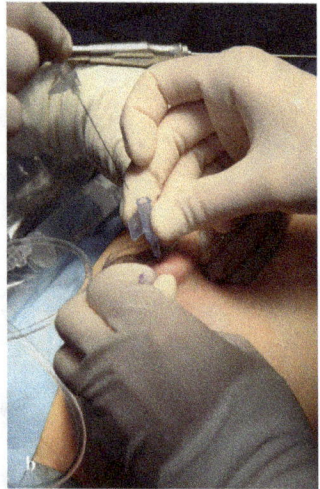

Abb. 4.16a, b: Entfernen der Nadel.

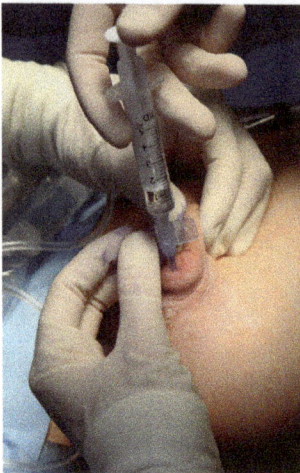

Abb. 4.17: Aufsetzen des Spritzen-kolbens und Einspritzung einer Kochsalzlösung in den Milchgang.

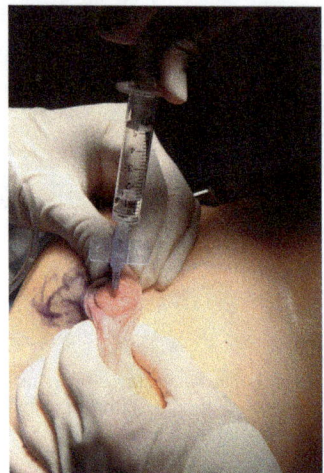

Abb. 4.18: Spülung und Absau-gen des Sekretes.

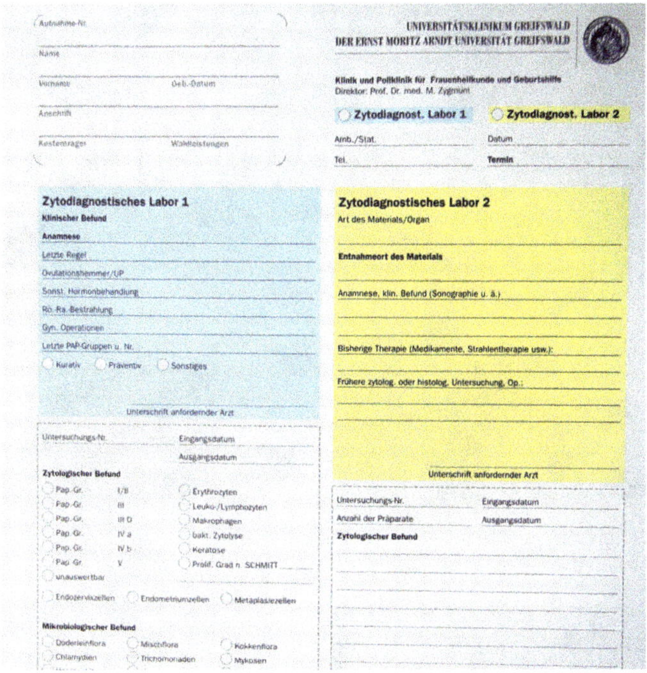

Aufnahme-Nr.

Name

Vorname Geb.-Datum

Anschrift

Kostenträger Wahlleistungen

UNIVERSITÄTSKLINIKUM GREIFSWALD
DER ERNST MORITZ ARNDT UNIVERSITÄT GREIFSWALD

Klinik und Poliklinik für Frauenheilkunde und Geburtshilfe
Direktor: Prof. Dr. med. M. Zygmunt

○ **Zytodiagnost. Labor 1** ○ **Zytodiagnost. Labor 2**

Amb./Stat. Datum

Tel. **Termin**

Zytodiagnostisches Labor 1

Klinischer Befund

Anamnese

Letzte Regel

Ovulationshemmer/UP

Sonst. Hormonbehandlung

Ro. Ra. Bestrahlung

Gyn. Operationen

Letzte PAP-Gruppen u. Nr.

○ Kurativ ○ Präventiv ○ Sonstiges

Unterschrift anfordernder Arzt

Untersuchungs-Nr. Eingangsdatum

Ausgangsdatum

Zytologischer Befund

○ Pap. Gr.	I/II	○ Erythrozyten
○ Pap. Gr.	III	○ Leuko-/Lymphozyten
○ Pap. Gr.	III D	○ Makrophagen
○ Pap. Gr.	IV a	○ bakt. Zytolyse
○ Pap. Gr.	IV b	○ Keratose
○ Pap. Gr.	V	○ Prolif. Grad n. SCHMITT
○ unauswertbar		

○ Endozervixzellen ○ Endometriumzellen ○ Metaplasiezellen

Mikrobiologischer Befund

○ Döderleinflora ○ Mischflora ○ Kokkenflora
○ Chlamydien ○ Trichomonaden ○ Mykosen

Zytodiagnostisches Labor 2

Art des Materials/Organ

Entnahmeort des Materials

Anamnese, klin. Befund (Sonographie u. ä.)

Bisherige Therapie (Medikamente, Strahlentherapie usw.):

Frühere zytolog. oder histolog. Untersuchung, Op.:

Unterschrift anfordernder Arzt

Untersuchungs-Nr. Eingangsdatum

Anzahl der Präparate Ausgangsdatum

Zytologischer Befund

Abb. 4.19: Zytologischer Befundbogen (Spülzytologie).

Nach Durchführung der Spülzytologie wieder Einführen der Dilatatoren und ggf. des Führungsschaftes. Anschließend Einbringen des „therapeutischen“ Duktoskopes.

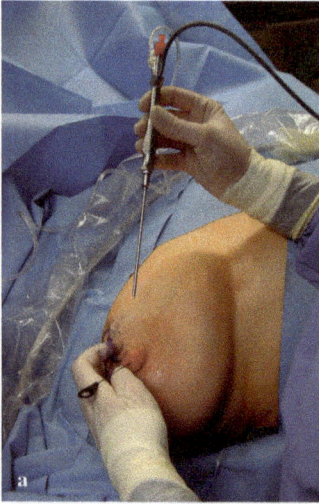

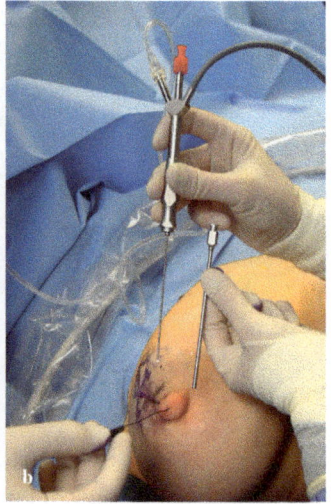

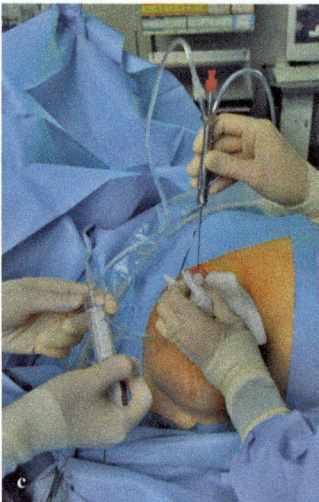

Abb. 4.20a–c:
Einbringen des „therapeutischen" Duktoskopes.

Nach Einführung des „therapeutischen" Duktoskops erneute Visualisierung des Milchganges und Darstellung des intraduktalen Befundes (Video- und Fotodokumentation).

Über den Arbeitskanal besteht jetzt die Möglichkeit, verschiedene Instrumente einzuführen.

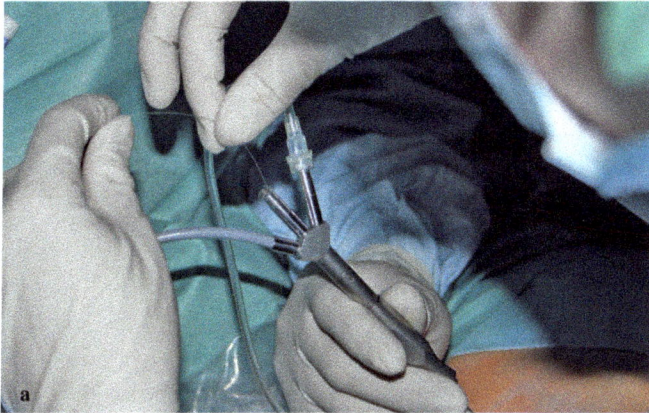

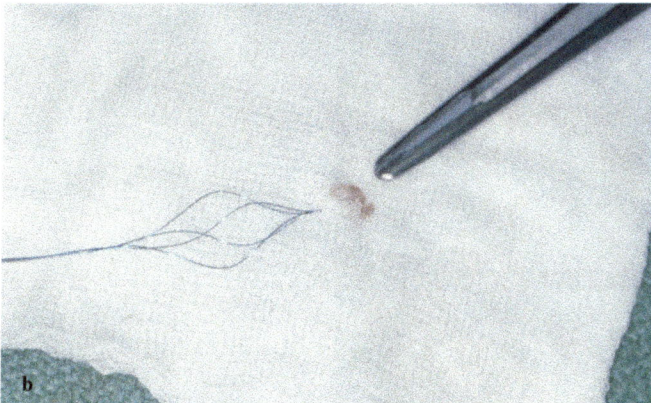

Abb. 4.21a, b: Unter kontinuierlicher Sicht und unter NaCl-Insufflation Einführung des „Fangkörbchens" über den Arbeitskanal; PE des intraduktalen Befundes.

Nach der PE des intraduktalen Befundes wird dieser jetzt mit einem Draht markiert.

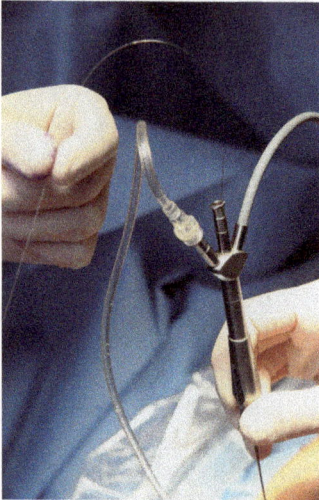

Abb. 4.22: Intraoperative intraduktale Drahtmarkierung.

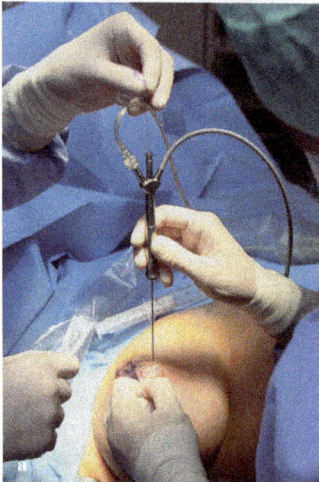

Abb. 4.23a

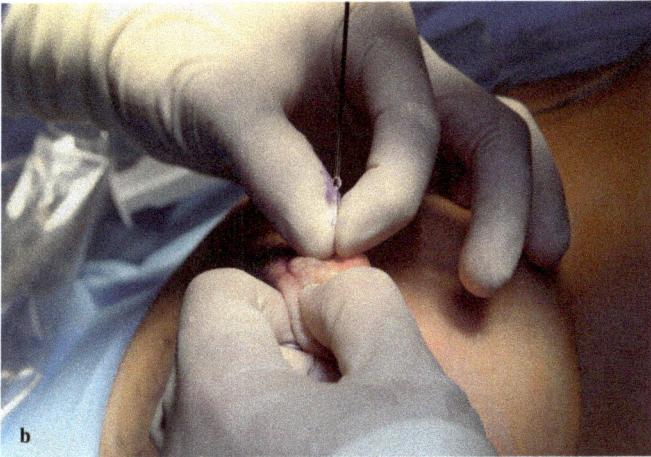

Abb. 4.23b

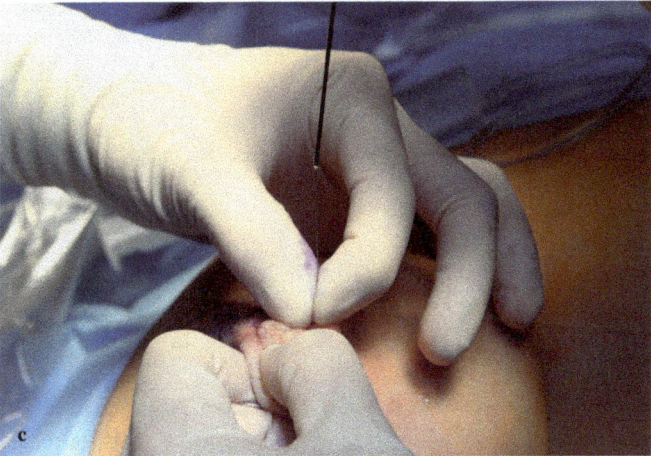

Abb. 4.23c

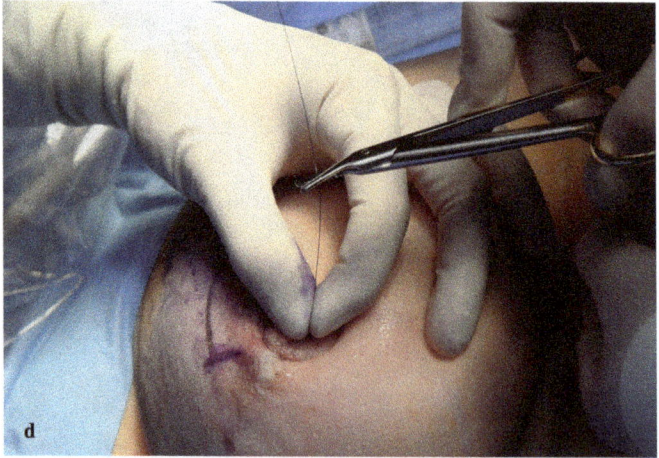

Abb. 4.23d

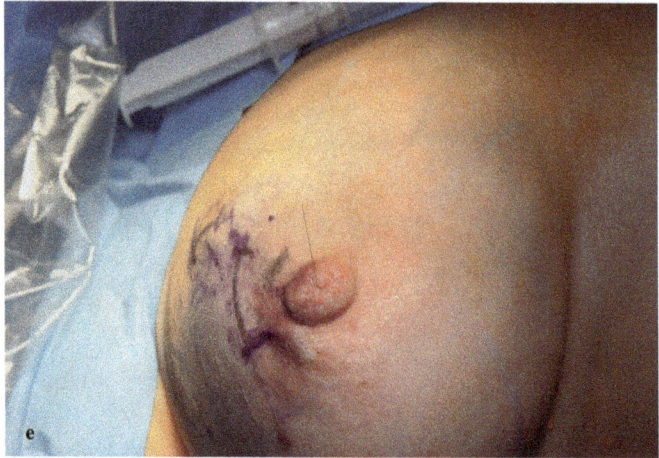

Abb. 4.23a–e: Einführung des Markierungsdrahtes unter Sicht (Monitor) und „Verankerung" im intraduktalen Befund; Herausziehen des Duktoskops, „Abschneiden" („Kürzen") des Drahtes.

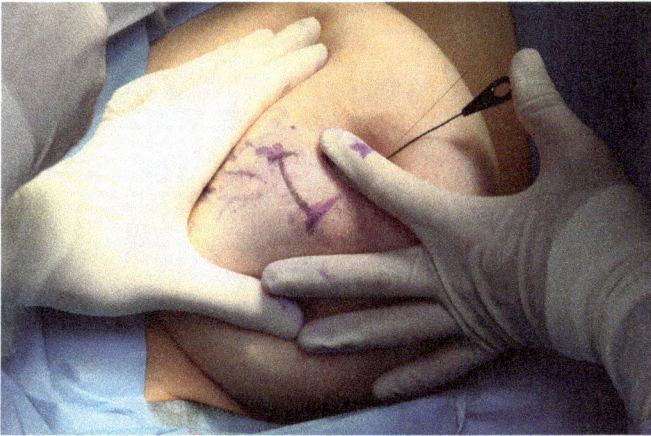

Abb. 4.24: Einführen eines Dilatators in den Milchgang entlang des Markierungsdrahtes (zur Stabilisierung, besseren Darstellung im Ultraschall, besseren Präparation, weil besser fühlbar und um den Draht, der sehr dünn ist, nicht mit der Schere zu durchtrennen).

Nach der intraduktalen Drahtmarkierung erfolgt die gezielte Milchgangsexstirpation.

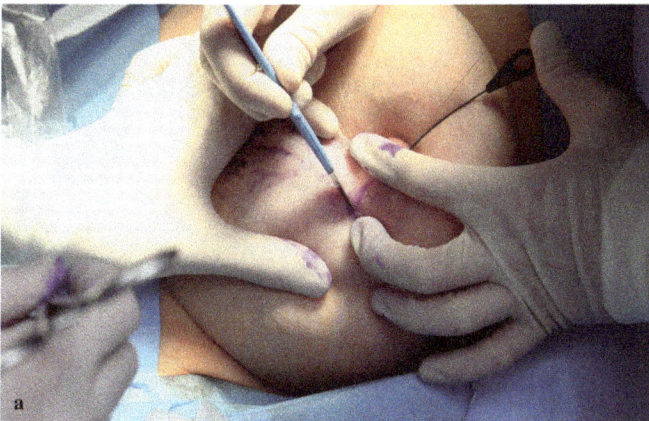

Abb. 4.25a

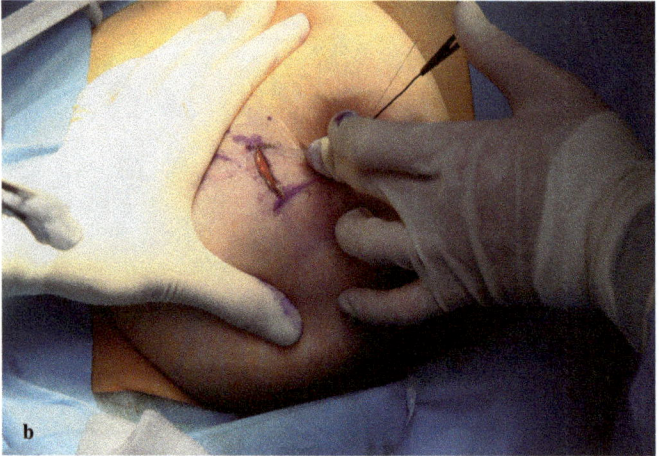

Abb. 4.25b

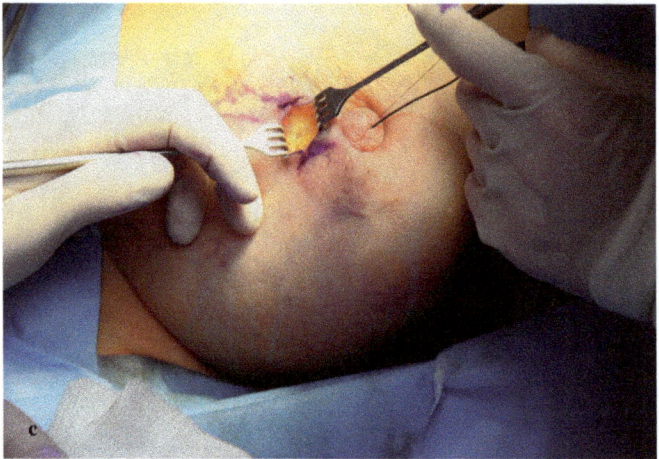

Abb. 4.25c

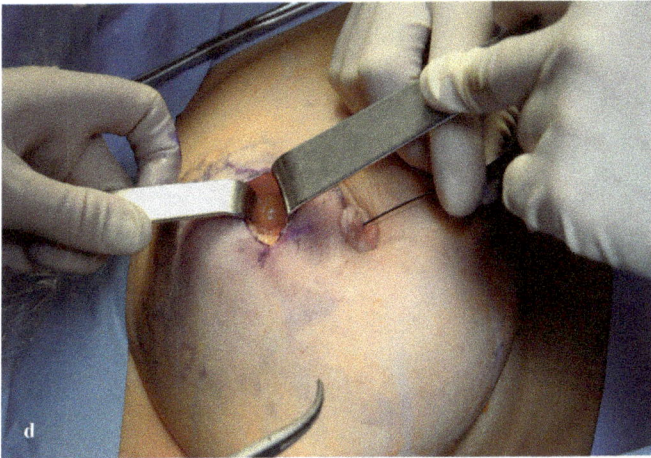

Abb. 4.25a–d: Areolarandschnitt; Durchtrennung der Haut mit dem Skalpell; Durchtrennung des Coriums mit der „Elektronadel"; Einlegen der Volkmann Haken BT129R / Roux-Haken BT19.

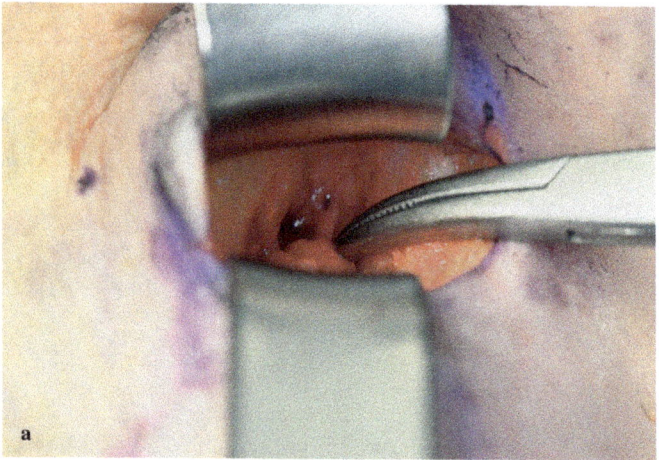

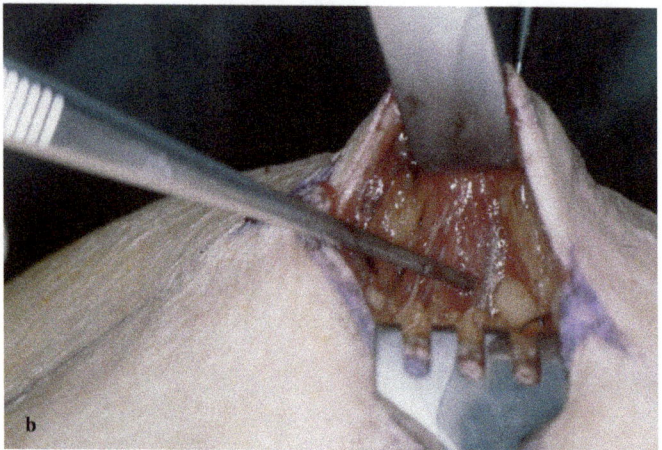

Abb. 4.26a, b: Gezielte Freipräparation des drahtmarkierten Milchganges über Overholt-Klemmen nach Schmidt BH959.

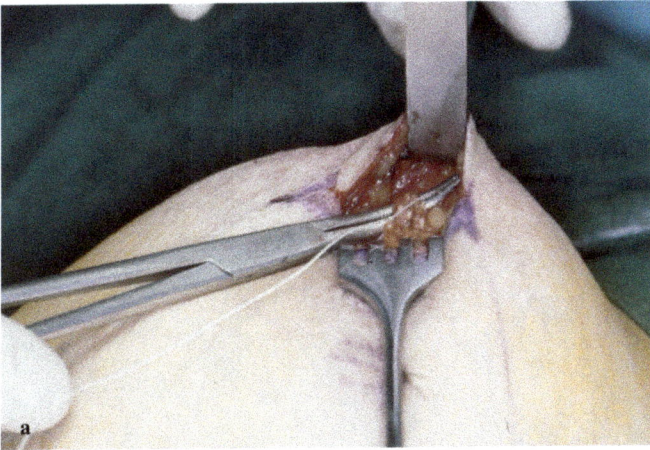

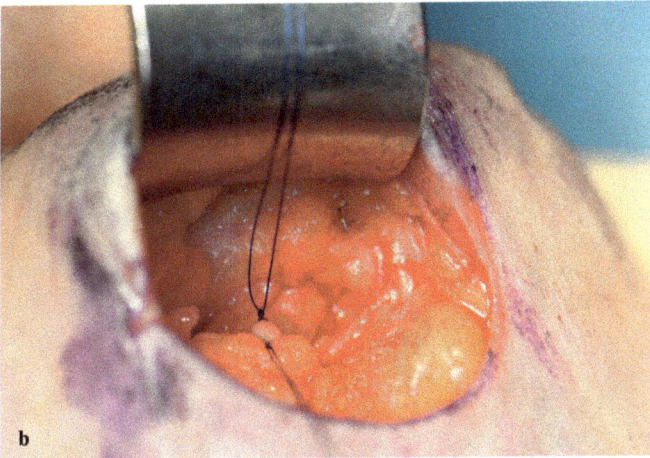

Abb. 4.27a, b: Unterminierung des Milchganges mit einer Overholt-Klemme und Unterbindung des Milchganges an der Basis der Mamille (2 Fäden, dazwischen Durchtrennung mit dem Skalpell).

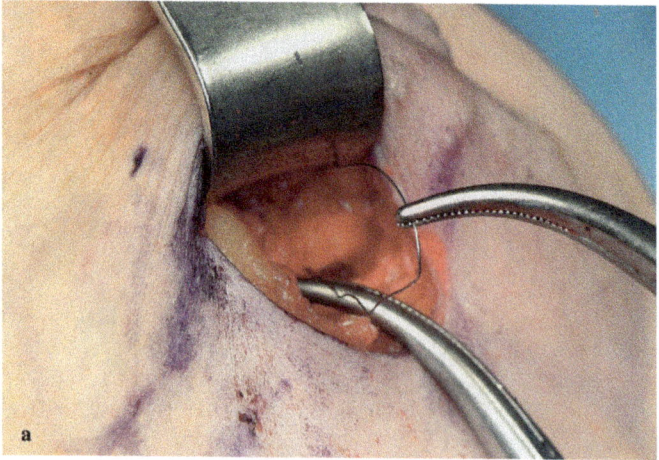

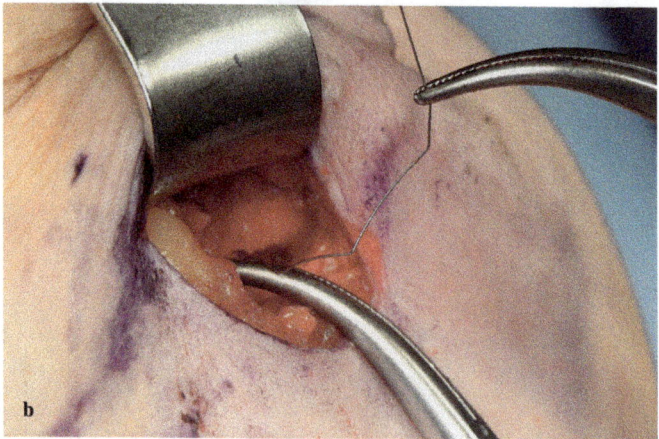

Abb. 4.28a, b: Hervorluxieren des intraduktalen Markierungsdrahtes an der Mamille über Overholt-Klemmen.

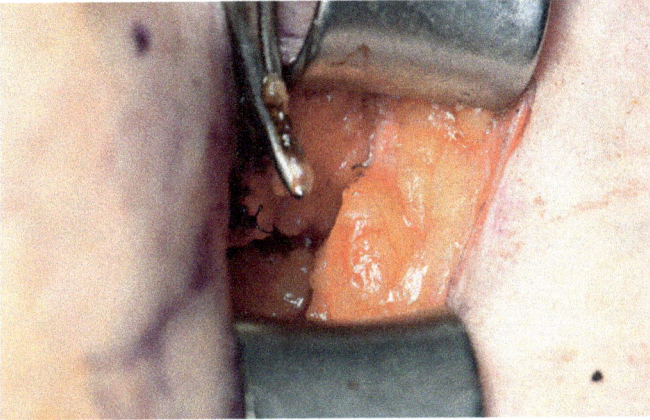

Abb. 4.29: Fixieren des mamillennahen Anteils des Milchganges mit einer Overholt-Klemme (alternativ: Ellisklemme); Freipräparation des Milchganges nach peripher entlang des geführten Drahtes bis zur Läsion und Durchtrennung des Ganges distal des Herdes.

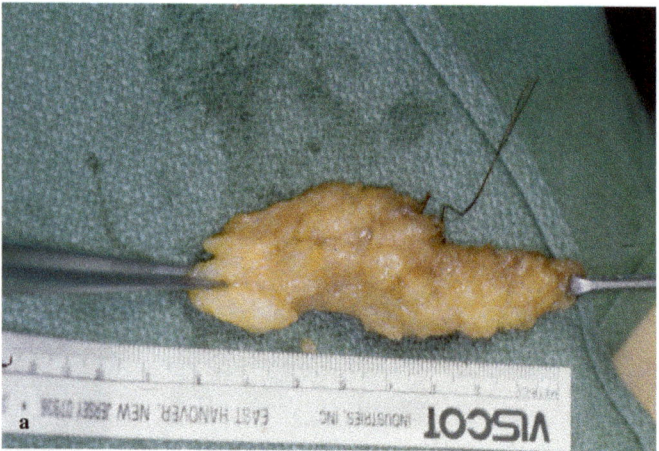

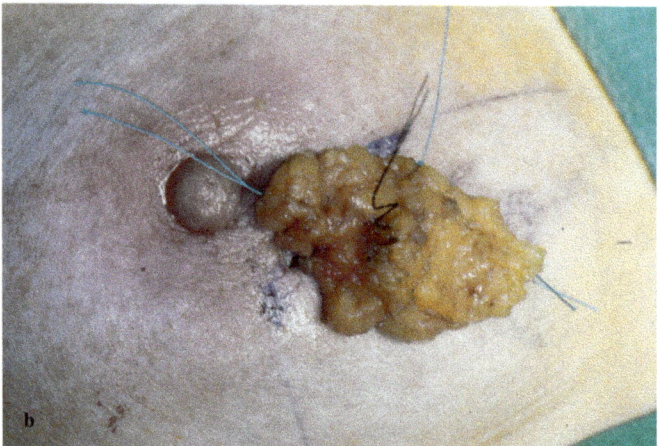

Abb. 4.30a, b: Ausmessen des Exzidates und Fadenmarkierung desselben.

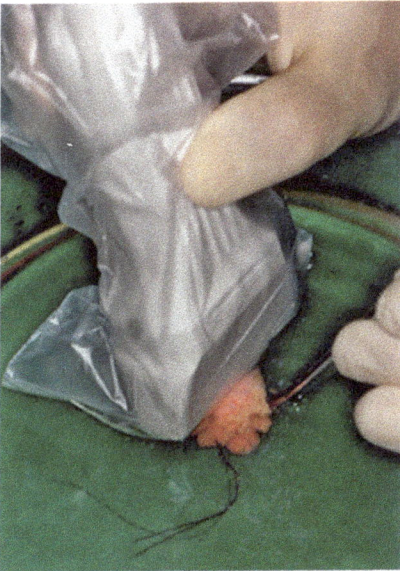

Abb. 4.31: Intraoperativer Ultraschall, Präparatsonografie im Wasserbad.

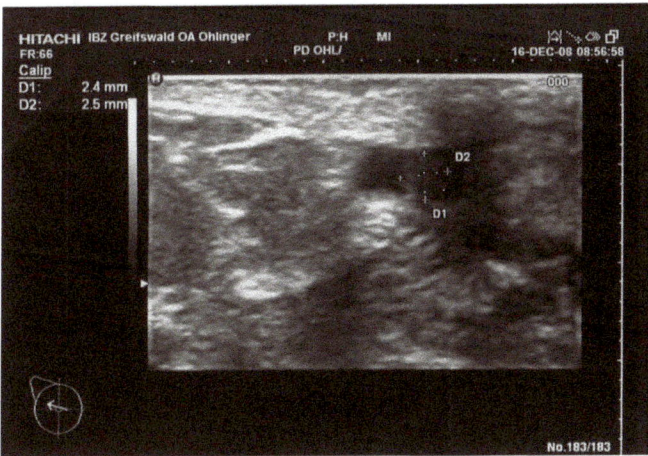

Abb. 4.32: Präparatsonografie (Duktus mit Papillom).

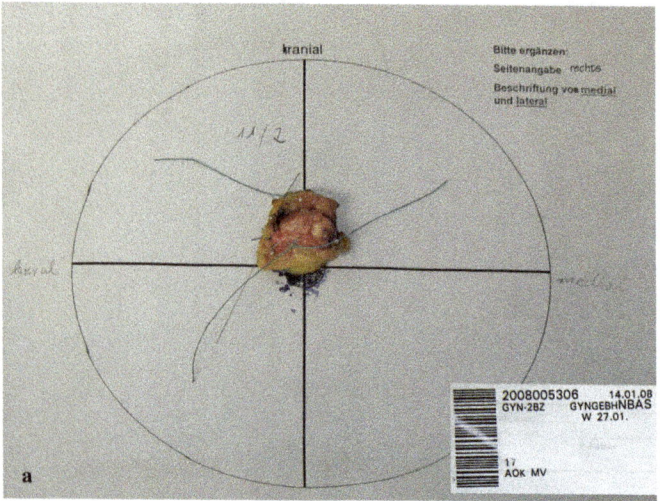

Abb. 4.33a, b: Fixierung des Präparates auf einer Skizze mit Nadeln auf einer Styroporplatte; Versand an das Institut für Pathologie mit Histologieschein.

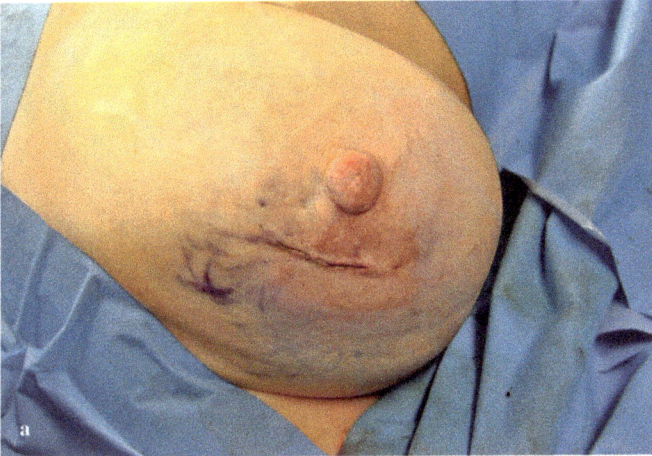

Abb. 4.34a

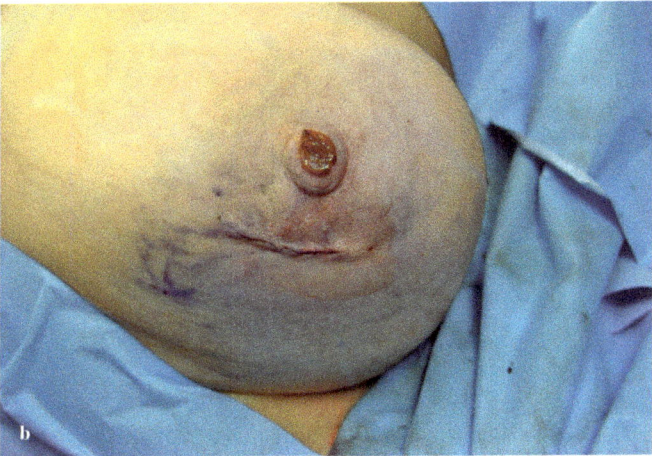

Abb. 4.34b

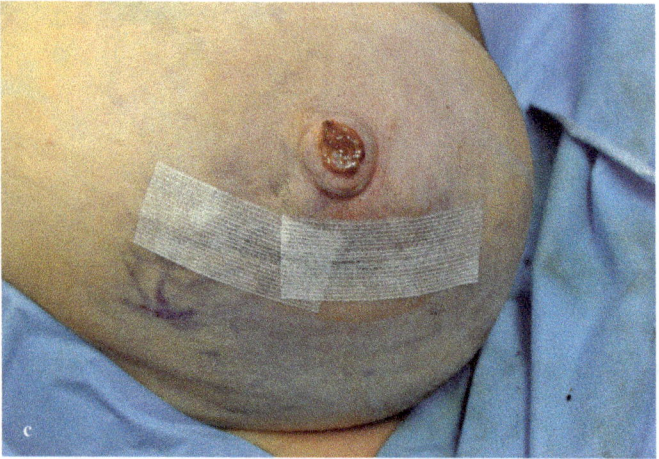

Abb. 4.34c

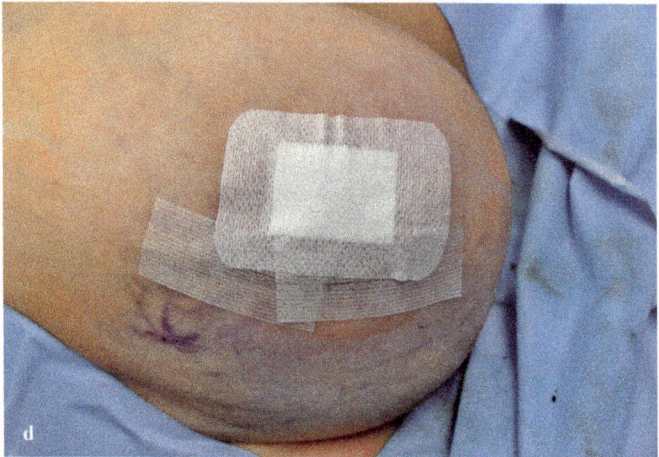

Abb. 4.34a–d: Nach Blutstillung Wundverschluss über einer fortlaufenden Subcorialnaht (3-mal 0 Monocryl) und eine intrakutane Naht (fortlaufend, 4-mal 0 Monocryl); Braunovidonverband: Mamille; Steristripverband: Naht.

4.3 Makroskopische Beschreibung intraduktaler Befunde in der Duktoskopie

Nachfolgend ist in tabellarischer Form die makroskopische Beschreibung intraduktaler Befunde in der Duktoskopie und ihre Korrelation zum histopathologischen Ergebnis dargestellt.

Tab. 4.1: Merkmalsausprägung der intraduktalen Befunde mit Odds ratio und Intervall (Quelle: Rose et al., 2007).

	Milchgangs-papillom	ADH	DCIS
Farbe	**Gelb** **3,13** (0,37−7,22)	**Gelb** **8,83** (0,51−13,1)	**Rot−gelb** **9,1** (−0,6−10,53)
glatte Oberfläche	**3,00** (0,58−4,51)	0,14 (0,08−2,12)	0,27 (−2,13−2,95)
Zerklüftete Oberfläche	0,96 (0,35−2,79)	2,19 (0,33−6,00)	9,1 (−0,24−14,00)
atypische Gefäße: ja	1,74 (0,42−3.85)	0,75 (0,21−3,72)	**8,73** (−0,04−11,87)
atypische Gefäße: nein	**2,73** (0,57−4,19)	0,72 (0,23−3,2)	0,42 (−1,7−3,0)
zerklüftete Oberfläche und atypische Gefäße	1,45 (0,36−3,83)	1,02 (0,23−4,36)	**12,75** (0,16−14.57)

Milchgangspapillom	gelb, glatte Oberfläche, keine atypischen Gefäße
ADH	gelb
DCIS	rot-gelb, zerklüftete Oberfläche, atypische Gefäße

Tab. 4.2: Merkmalsausprägung, Literaturübersicht (Quelle: Rose et al., 2007).

	Läsion/Form	Anzahl	Farbe	Oberfläche	Gefäße
Okazaki et al. (1991)	solider Knoten, überbrückend, spreizend, fragil, flache bis leicht erhabene Protrusion	einfach, multipel	farblos, rosa, gelb, aschgrau, weiß	glänzend, glatt, rauh	nein, ja
Matsunaga et al. (2001)	hemispherisch, papillär				selten, kaum, oft
Shen et al. (2001)	polypartig, pilzartig			glatte Grenzen, unregelmäßige Grenzen	ja
Yamamoto et al. (2001)				glatte Oberfläche, glatte Ränder, rauhe Oberfläche, unregelmäßige Ränder	nein, ja
Makita et al. (2002)	erhabene Läsion, superficiale Läsion,	multiple polypoide Läsion		formend, glatt, rauh	
Makita et al. (2006)		einfach, multipel, unzählbar	gelb, rot, weiß, farblos	spherisch, lobulär, Maulbeere, amorph	
Zusammenfassung	ohne, flach, polypös	einfach, multipel	rot, gelb, weiß,	zerklüftet, glatt	Blut u./o. atypische Gefäße ja/nein

5. Fallbeispiele

5.1 Unauffälliger Milchgang

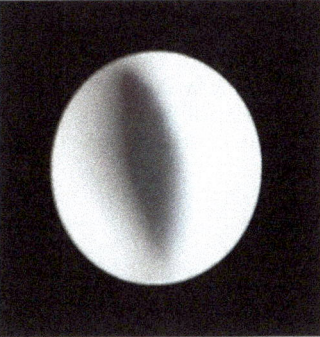

Abb. 5.1 : Pars infundibularis der Mamille des Ductus excretorius.

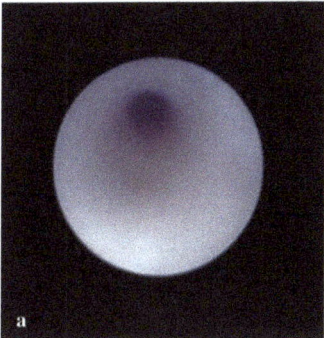

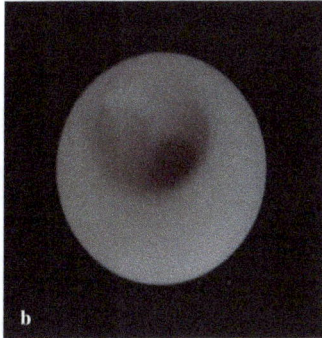

Abb. 5.2a, b: Unauffälliger Milchgang, weiß schimmernd, glatte Oberfläche.

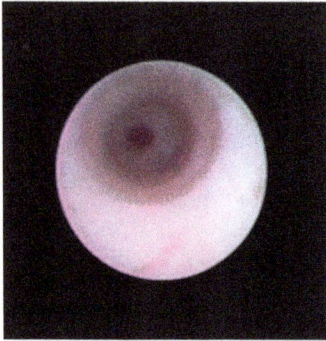

Abb. 5.3: Weißlich, rosa schimmernder Milchgang mit glatter Wand, keine Auffälligkeiten.

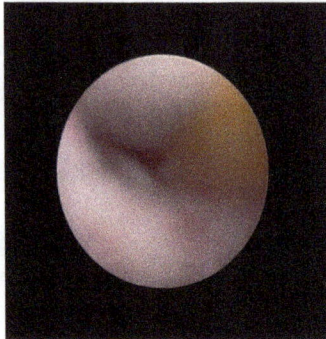

Abb. 5.4: Milchgang weißlich glatt schimmernd, glatt begrenzt. Durch Kompression von außen wurde eine gelbliche Sekretion bei 3 Uhr ausgelöst.

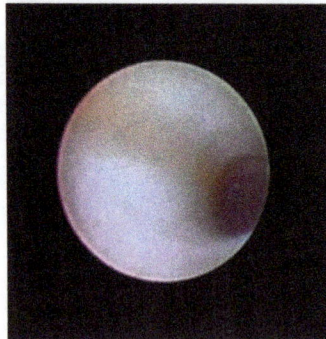

Abb. 5.5: Rosa-weißlich schimmernder Milchgang mit glatter Wand und rötlicher Sekretion bei 10–11 Uhr.

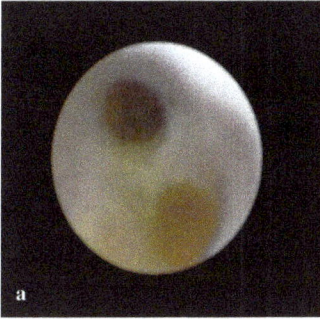

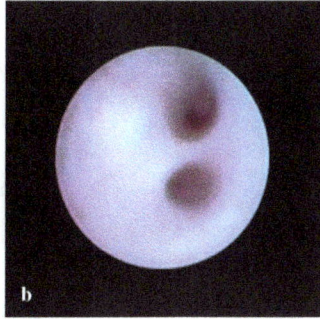

Abb. 5.6a, b: Rosa-weißlich schimmernder Milchgang mit glatter Wand und peripherer Aufzweigung: Bifurkation.

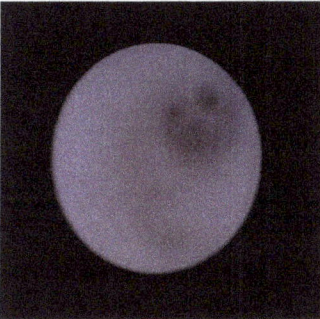

Abb. 5.7: Unauffälliger Milchgang mit weißlich schimmernder glatter Wand und Aufzweigung: Bifurkation.

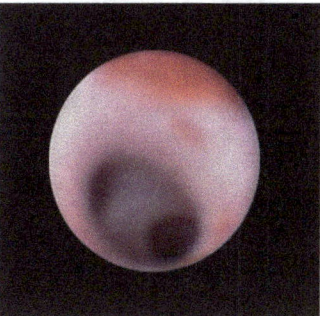

Abb. 5.8: Rosa-weißlich schimmernder Milchgang mit glatter Wand und atypischer Blutung, am ehestem iatrogen bedingt (Histologie: ohne pathologischen intraduktalen Befund).

5.2   Komedomastitis

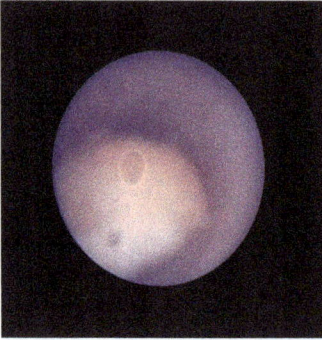

Abb. 5.9: Milchgang weiß schimmernd, glatt, im Gang muköses weißes Sekret (Histologie: Komedomastitis).

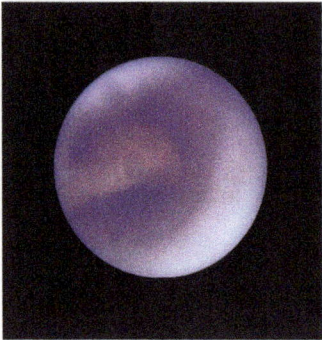

Abb. 5.10: Milchgang weiß schimmernd mit dickflüssiger weißer Sekretion, durch Kompression von außen oder Stop der NaCl-Instillation auslösbar (Histologie: Komedomastitis).

5.3 Atypisch duktale Hyperplasie

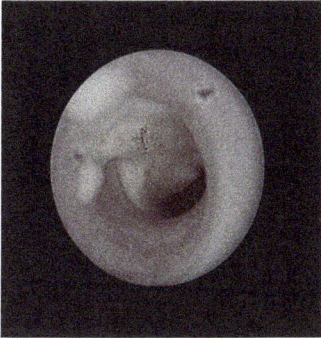

Abb. 5.11: Weiß-rosa schimmernder Milchgang mit polypöser, glatter, gelblicher Proliferation (Histologie: Atypisch duktale Hyperplasie (ADH)).

5.4 Milchgangspapillom

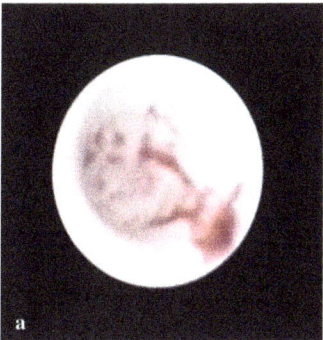

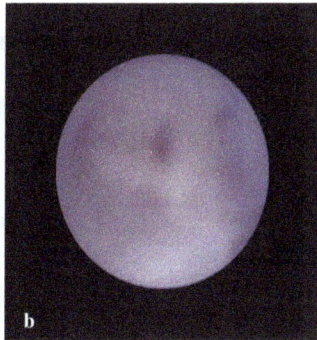

Abb. 5.12a, b: Weißlich schimmernder Milchgang, der von einer polypösen, gelblichen Proliferation mit atypischen Gefäßen verlegt wird (Histologie: Milchgangspapillom).

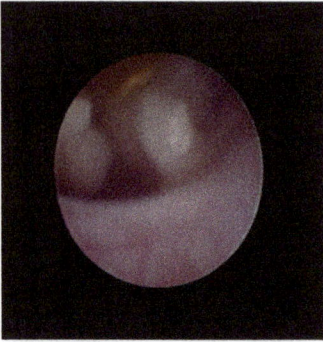

Abb. 5.13: Im Milchgang befinden sich glatt begrenzte, gelbe polypöse Läsionen ohne atypische Gefäße (Histologie: Milchgangspapillom).

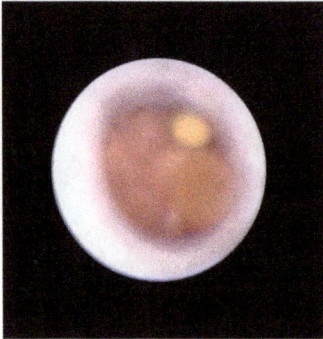

Abb. 5.14: Rosa-weißlich schimmernder Milchgang mit glatter Wand und peripher gelegener einfach polypöser, rötlich-gelblicher Proliferation mit zerklüfteter Oberfläche ohne atypische Blutung (Histologie: Milchgangspapillom).

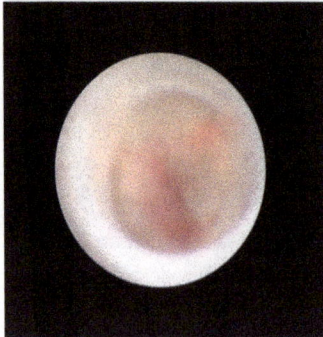

Abb. 5.15: Weißlich schimmernder Milchgang mit glatter Wand und peripher gelegener, einfach polypöser, rötlich-gelblicher Proliferation mit zerklüfteter Oberfläche und atypische Blutung (Histologie: Milchgangspapillom).

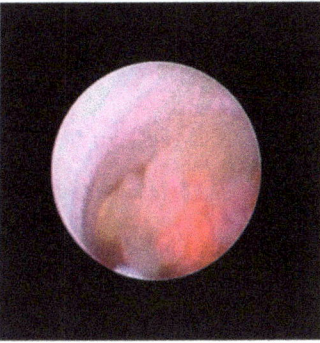

Abb. 5.16: Rosa-weißlich schimmernder Milchgang mit glatter Wand und peripher gelegener, multipel polypöser, rötlicher Proliferation mit zerklüfteter Oberfläche und atypischen Gefäßen (Histologie: Milchgangspapillom).

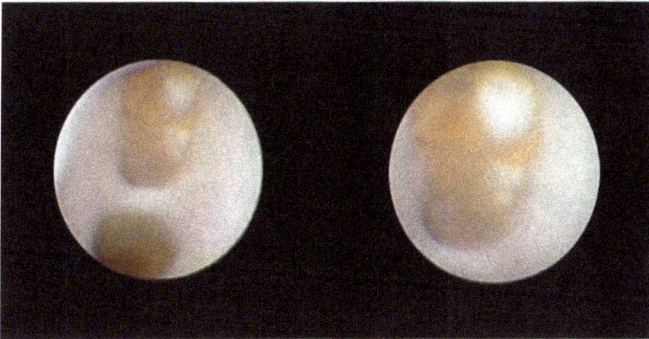

Abb. 5.17: Weißlich schimmernder Milchgang mit glatter Wand und peripher in der Bifurkation gelegener, einfach polypöser, gelblicher Proliferation mit glatter Oberfläche ohne atypische Blutung (Histologie: sklerosiertes Milchgangspapillom).

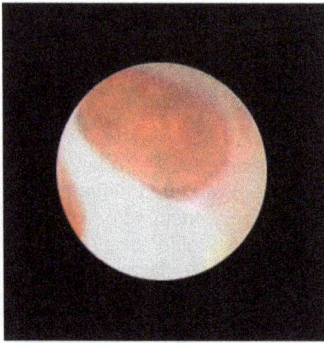

Abb. 5.18: Weißlich schimmernder Milchgang mit glatter Wand und peripher gelegener, multipel polypöser, rötlicher Proliferation mit glatter Oberfläche und ohne atypische Blutung (Histologie: Milchgangspapillom).

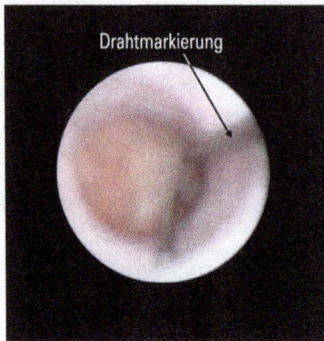

Abb. 5.19: Rosa-weißlich schimmernder Milchgang mit glatter Wand und peripher gelegener, einfach polypöser, rötlich-gelblicher Proliferation mit zerklüfteter Oberfläche ohne atypische Blutung (Histologie: Milchgangspapillom) bei über den Arbeitskanal unter Sicht eingebrachter, bei 2 und 6 Uhr gelegener Hakendraht zur intraduktalen Drahtmarkierung.

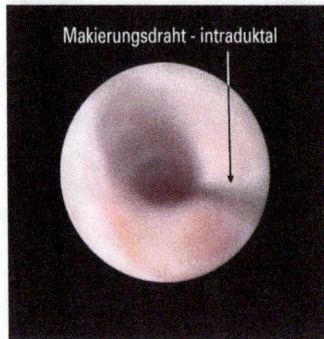

Abb. 5.20: Rosa-weißlich schimmernder Milchgang mit glatter Wand, bei 4 Uhr sieht man den intraduktalen Markierungsdraht, welcher beim Entfernen des Duktoskops im Milchgang verbleibt.

5.5 Duktales Karzinom in situ (DCIS)

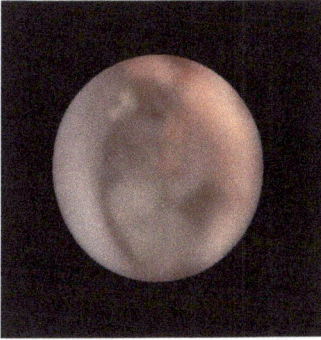

Abb. 5.21: Weißlicher Milch-
gang mit rot-gelber, polypöser
Proliferation mit zerklüfteter
Oberfläche (Histologie: DCIS).

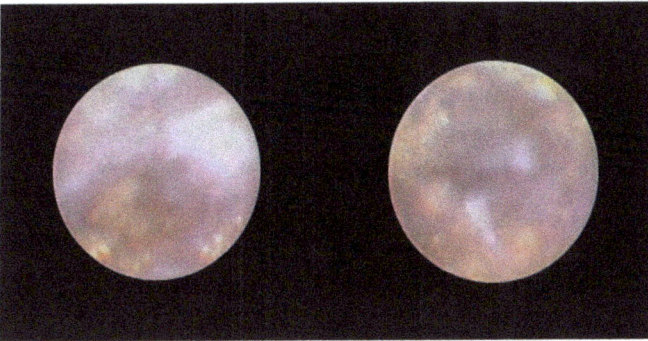

Abb. 5.22: Milchgang ausgefüllt mit multipel polypöser, gelblicher
Proliferation mit zerklüfteter Oberfläche ohne atypische Blutung (Histologie: DCIS).

5.6 Invasives duktales Karzinom (IDC)

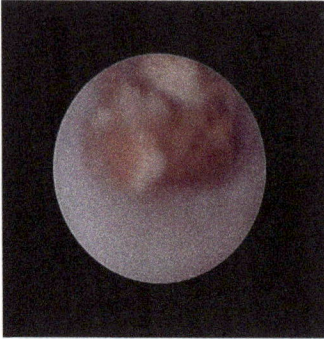

Abb. 5.23: Im weißlichen glatten Milchgang befindet sich eine polypöse, rötliche Proliferation mit zerklüfteter Oberfläche (Histologie: invasives duktales Karzinom).

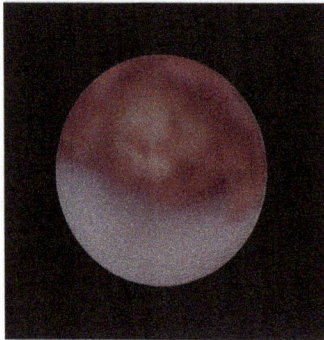

Abb. 5.24: Den Milchgang komplett verlegende Läsion, gelb-rötlich, polypös, zerklüftete Oberfläche, atypische Blutung (Histologie: invasives duktales Karzinom).

Weiterführende Literatur

Al Sarakbi W, Worku D, Escobar PF, Mokbel K: Breast papillomas: current management with a focus on a new diagnostic and therapeutic modality. Int Semin Surg Oncol. 2006 Jan 17; 3: 1.

Al Sarakbi W, Salhab M, Mokbel K: Does mammary ductoscopy have a role in clinical practice? Int Semin Surg Oncol. 2006 Jun 30; 3: 16.

Badve S, Wiley E, Rodriguez N: Assessment of utility of ductal lavage and ductoscopy in breast cancer-a retrospective analysis of mastectomy specimens. Mod Pathol. 2003 Mar; 16(3): 206–209.

Berna JD, Garcia-Medina V, Kuni CC: Ductoscopy: a new technique for ductal exploration. Eur J Radiol. 1991 Mar-Apr; 12(2): 127–129.

Branum GD, Pappas TN, Meyers WC: The use of pancreatic ductoscopy in the operative management of benign and malignant pancreatic disorders. Surg Endosc. 1995 Jan; 9(1): 53–5.

Dietz JR, Crowe JP, Grundfest S, Arrigain S, Kim JA: Directed duct excision by using mammary ductoscopy in patients with pathologic nipple discharge. Surgery. 2002 Oct; 132(4): 582–587; discussion 587–588.

Dietz JR, Kim JA, Malycky JL, Levy L, Crowe J: Feasibility and Technical Considerations of Mammary Ductoscopy in Human Mastectomy Specimens. Breast J. 2000 May; 6(3): 161–165.

Dooley WC: The future prospect: ductoscopy-directed brushing and biopsy. Clin Lab Med. 2005 Dec; 25(4): 845-50, ix. Review.

Dooley WC, Francescatti D, Clark L, Webber G: Office-based breast ductoscopy for diagnosis. Am J Surg. 2004 Oct; 188(4): 415–418.

Dooley WC, Spiegel A, Cox C, Henderson R, Richardson L, Zabora J: Ductoscopy: defining its role in the management of breast cancer. Breast J. 2004 Jul-Aug; 10(4): 271–272. No abstract available.

Dooley WC: Ductal lavage, nipple aspiration, and ductoscopy for breast cancer diagnosis. Curr Oncol Rep. 2003 Jan; 5(1): 63–65. Review.

Escobar PF, Crowe JP, Matsunaga T, Mokbel K: The clinical applications of mammary ductoscopy. Am J Surg. 2006 Feb; 191(2): 211–215. Review.

Escobar PF, Baynes D, Crowe JP: Ductoscopy-assisted microdochectomy. Int J Fertil Womens Med. 2004 Sep-Oct; 49(5): 222–224. Review.

Feige C: Dynamic morpho-cyto-echography and the echographic galactoscopy endo-ductal sample. Intrinsic and extrinsic markers in the detection of breast cancers. Ultrasound Med Biol. 1988; 14 [Suppl 1]: 97–108.

Fleming RM, Dooley WC: Breast enhanced scintigraphy testing distinguishes between normal, inflammatory breast changes, and breast cancer: a prospective analysis and comparison with mammography. Integr Cancer Ther. 2002 Sep; 1(3): 238–245.

Fralinger JA, Kurtzman SH: Combined ductal lavage and ductoscopy: what is the future for the intraductal approach? J Surg Oncol. 2006 Dec 1; 94(7): 553–4.

Francescatti D, Kluskens L, Shah L: Ductal lavage in the high risk patient. Am J Surg 2005; 189: 340–341.

Frese H, Grunwald S, Köhler G, Zygmunt M, Ohlinger R: Verbessert die Duktoskopie die Diagnostik von Milchgangspapillomen der weiblichen Brust? Arch Gynecol Obstet (2007) 276: S423.

Grunwald S, Hahn M, Paepke S, Jacobs V R, Ohlinger R: Vorstellung der internationalen prospektiven Duktoskopie-Multicenterstudie. Arch Gynecol Obstet (2007) 276: S422–S423.

Grunwald S, Meier C, Ohlinger R: Die Wertigkeit der Duktoskopie im Rahmen der Diagnostik intraduktaler Mammaläsionen. Senologie 2007; 4: 115.

Grunwald S, Heyer H, Paepke S, Schwesinger G, Schimming A, Hahn M, Thomas A, Jacobs VR, Ohlinger R: Diagnostic value of ductoscopy in the diagnosis of nipple discharge and intraductal proliferations in comparison to standard methods. Onkologie. 2007 May; 30(5): 243–248. Epub 2007 Apr 24.

Grunwald S, Bojahr B, Schwesinger G, Schimming A, Kohler G, Schulz K, Ohlinger R.: Mammary ductoscopy for the evaluation of nipple discharge and comparison with standard diagnostic techniques. J Minim Invasive Gynecol. 2006 Sep-Oct;13(5): 418–423.

Grunwald S, Heyer H, Paepke S, Schulz K, Ohlinger R: Endoskopische Milchgangsspiegelung – Indikationen und praktische Durchführung. GEBURTSH FRAUENHEILK 2006, 66: 455–460.

Grunwald S, Hahn M, Paepke S, Jacobs V, Ohlinger R: Verbesserung der Diagnostik bei sekretorischen Erkrankungen und/oder intraduktalen Veränderungen der weiblichen Brust durch die Duktoskopie (endoskopische Milchgangsspiegelung). SENOLOGIE 2006, 3: 30.

Grunwald S, Heyer H, Schwesinger G, Schulz K, Schimming A, Ohlinger R: Hochauflösende Mammasonographie/Duktsonographie im Vergleich mit der endoskopischen Milchgangsspiegelung bei der

Diagnostik unklarer Mamillensekretion und intraduktaler Proliferationen. Ultraschall in Med 2006; 27 (S1 suppl.) 38 (European Journal of Ultrasound).

Grunwald S, Ohlinger R, Schulz K, Bobermien K, Schwesinger G, Schimming A, Heyer H, Frese H: Diagnostic value of breast duct sonography and ductoscopy – an analysis of 86 cases. Ultrasound in Medicine and Biology 2006; 32 (S5 suppl.): 204.

Grunwald S, Ohlinger R, Straube W: Ist mit der Duktoskopie eine Reduktion der offenen Biopsien bei gutartigen Erkrankungen der Mamma zu erreichen? Geburtsh Frauenheilk 2005; 66(S1): 5–6.

Grunwald S, Ohlinger R, Euler U, Kiechle M, Plattner B, Fischer T. Warm M, Hahn M, Jacobs V, Paepke S: Breast duct endoscopy: Minimal invasive diagnostics of conditions associated with nipple discharge. Endo heute 2005, 18: 186–189.

Heywang-Köbrunner SH.: Nonmammographic breast imaging techniques. Curr Opin Radiol. 1992 Oct; 4(5): 146–154. Review.

Hünerbein M, Dubowy A, Raubach M, Gebauer B, Topalidis T, Schlag P.: Gradient index ductoscopy and intraductal biopsy of intraductal breast lesions. Am J Surg. 2007 Oct; 194(4): 511–514.

Hünerbein M, Raubach M, Gebauer B, Schneider W, Schlag PM.: Intraoperative ductoscopy in women undergoing surgery for breast cancer. Surgery. 2006 Jun; 139(6): 833–838.

Hünerbein M, Raubach M, Gebauer B, Schneider W, Schlag PM.: Ductoscopy and intraductal vacuum assisted biopsy in women with pathologic nipple discharge. Breast Cancer Res Treat. 2006 Oct; 99(3): 301–307. Epub 2006 Jun 3.

Hünerbein M, Estévez Schwarz L, Schneider U, Schlag PM.: Evaluation of pathologic nipple discharge with ductoscopy. J Am Coll Surg. 2003 Oct; 197(4): 697–698. No abstract available.

Ichihara S, Ando M, Maksimenko A, Yuasa T, Sugiyama H, Hashimoto E, Yamasaki K, Mori K, Arai Y, Endo T.: 3-D reconstruction and virtual ductoscopy of high-grade ductal carcinoma in situ of the breast with casting type calcifications using refraction-based X-ray CT. Virchows Arch. 2008 Jan; 452(1): 41–47.

Jacobs VR, Grunwald S, Euler U, Ohlinger R, Fischer T, Kiechle M, Paepke S: From diagnostic to interventional ductoscopy 29. San Antonio Breast Cancer Symposioum (SABCS) San Antonio, TX, USA; 13.–17.12.2007

Jacobs VR, Kiechle M, Plattner B, Fischer T, Paepke S.: Breast ductoscopy with a 0.55 mm mini-endoscope for direct visualization of intraductal lesions. J Minim Invasive Gynecol. 2005 Jul–Aug; 12(4): 359–364.

Jacobs VR, Paepke S, Ohlinger R, Grunwald S, Kiechle-Bahat M.: Breast ductoscopy: technical development from a diagnostic to an interventional procedure and its future perspective. Onkologie. 2007 Nov; 30(11): 545–549. Epub 2007 Oct 1.

Jacobs VR, Paepke S, Schaaf H, Weber BC, Kiechle-Bahat M.: Autofluorescence ductoscopy: a new imaging technique for intraductal breast endoscopy. Clin Breast Cancer. 2007 Jun; 7(8): 619–623.

Jacobs VR, Kiechle M, Schaaf H, Paepke S: „Initial Experience with Breast Ductoscopy: a 0.55 mm Micro-Endoscope for Direct Visualization of Intraductal Lesions." 13th International Congress and Endo Expo, Annual Meeting of the Society of Laparoendoscopic Surgeons (SLS), New York, NY, USA, September 29th–October 2nd 2004. JSLS 2004; 8(3): S65–66.

Jacobs VR, Schaaf H, Weber BC, Kiechle M, Paepke S: „Autofluoreszenzduktoskopie als neue Methodik zur semiquantitativen Dignitätsbeurteilung intraduktaler Läsionen." 56. Kongress der Deutschen Gesellschaft für Gynäkologie und Geburtshilfe (DGGG), Berlin 19.–22. September 2006. Geburtshilfe Frauenheilkl 2006; 66(Suppl 1): S9.

Jacobs VR, Euler U, Grunwald S, Ohlinger R, Fischer T, Kiechle M, Paepke S: „Moving forward with Breast Endoscopy: From Diagnostic to Interventional Ductoscopy." 15th International Congress and Endo Expo 2006 and SLSs Annual Meeting, September 6–9, 2006, Boston, MA, USA. JSLS 2006; 10(3 Suppl): S10.

Jacobs VR, Schaaf H, Weber BC, Kiechle M, Paepke S: „Auto Fluorescence Ductoscope: A new Instrument for in vivo Detection of intraductal malignancies in the breast." Global Congress of Minimally Invasive Gynecology, 34th Annual Meeting of American Association of Gynecological Laparoscopists (AAGL), Chicago, November 9th–12th 2005. JMIG 2005:12(Suppl 1): S91–S92.

Jacobs VR, Kiechle M, Schaaf H, Weber BC, Paepke S: „Auto fluorescence ductoscopy for semi-quantitative visual differentiation of intraductal breast lesions." 29th Annual San Antonio Breast Cancer Symposium (SABCS), San Antonio, TX, USA December 14.–17., 2006; P1022. Breast Cancer Res Treat 2006; 100 (Suppl 1): S45.

Jacobs VR, Paepke S, Grunwald S, Euler U, Ohlinger R, Fischer T, Kiechle M: „From Diagnostic to Interventional Ductoscopy." 5th Symposium Intraductal Approach to Breast Cancer, Santa Monica, CA, USA, March 1–4, 2007.

Kamio T, Kameoka S, Muraki H et al: Significance of ductal findings in ultrasonic examination of the breast: diagnosis of intraductal tumor and intraductal spreading of the breast cancer In: Kasumi F, Ueno E (Hrsg.) Topics in breast ultrasound. 1991. Shinohara, Tokyo.

Khan SA, Baird C, Staradub VL, Morrow M.: Ductal lavage and ductoscopy: the opportunities and the limitations. Clin Breast Cancer. 2002 Aug; 3(3):185-91; discussion 192–195. Review.

Kim JA, Crowe JP, Woletz J, Dinunzio A, Kelly T, Dietz JR.: Prospective study of intraoperative mammary ductoscopy in patients undergoing partial mastectomy for breast cancer. Am J Surg. 2004 Oct; 188(4): 411–414.

King BL, Love SM, Rochman S, Kim JA.: The Fourth International Symposium on the Intraductal Approach to Breast Cancer, Santa Barbara, California, 10–13 March 2005. Breast Cancer Res. 2005; 7(5):198-204. Epub 2005 Jul 20.

Lang JE, Kuerer HM.: Breast ductal secretions: clinical features, potential uses, and possible applications. Cancer Control. 2007 Oct; 14(4): 350–359.

Leris C, Mokbel K.: The role of mammary ductoscopy in the assessment of breast disease. Int J Fertil Womens Med. 2004 Sep–Oct; 49(5): 200–202. Review.

Liu GY, Lu JS, Shen KW, Wu J, Chen CM, Hu Z, Shen ZZ, Zhang TQ, Shao ZM.: Fiberoptic ductoscopy combined with cytology testing in the patients of spontaneous nipple discharge. Breast Cancer Res Treat. 2008 Mar; 108(2): 271–277. Epub 2007 May 2.

Louie LD, Crowe JP, Dawson AE, Lee KB, Baynes DL, Dowdy T, Kim JA.: Identification of breast cancer in patients with pathologic nipple discharge: does ductoscopy predict malignancy? Am J Surg. 2006 Oct; 192(4): 530–533.

Love S, Barsky S: Breast-duct endoscopy to study stages of cancerous breast disease. Lancet 1996 Oct; 348: 997–999

Makita M, Akiyama F, Gomi N, Iwase T, Kasumi F, Sakamoto G.: Endoscopic and histologic findings of intraductal lesions presenting with nipple discharge. Breast J. 2006 Sep–Oct; 12(5 Suppl 2): S210–217.

Makita M, Akiyama F, Gomi N, Ikenaga M, Yoshimoto M, Kasumi F, Sakamoto G.: Endoscopic classification of intraductal lesions and histological diagnosis. Breast Cancer. 2002; 9(3): 220–225.

Masood S, Khalbuss WE.: Nipple fluid cytology. Clin Lab Med. 2005 Dec; 25(4): 787–794, vii-viii. Review

Matsunaga T, Ohta D, Misaka T, Hosokawa K, Fujii M, Kaise H, Kusama M, Koyanagi Y.: Mammary ductoscopy for diagnosis and treatment of intraductal lesions of the breast. Breast Cancer. 2001; 8(3): 213–221.

Matsuda M, Seki T, Kikawada Y, Isaka H, Teraoka H, Fukushima H, Goya T.: Mammary ductoscopy by helical CT: initial experience. Breast Cancer. 2005; 12(2): 118–21.

Mokbel K, Escobar PF, Matsunaga T.: Mammary ductoscopy: current status and future prospects. Eur J Surg Oncol. 2005 Feb; 31(1): 3–8. Review.

Mokbel K.: Towards optimal management of ductal carcinoma in situ of the breast. Eur J Surg Oncol. 2003 Mar; 29(2): 191–197. Review.

Mokbel K.: Current management of ductal carcinoma in situ of the breast. Int J Clin Oncol. 2003 Feb; 8(1): 18–22. Review.

Mokbel K: Risk-reducing strategies for breast cancer – a review of recent literature. Int J Fertil Womens Med. 2003 Nov-Dec; 48(6): 274–277. Review.

Mokbel K.: Treatment of ductal carcinoma in situ of the breast: review of recent advances and future prospects. Int J Fertil Womens Med. 2003 Sep–Oct; 48(5): 217–225. Review.

Mokbel K, Elkak AE.: The evolving role of mammary ductoscopy. Curr Med Res Opin. 2002; 18(1): 30–32. Review.

Mokbel K.: The Twenty-third Annual San Antonio Breast Cancer Symposium. Curr Med Res Opin. 2001; 16(4): 276–284.

Moncrief RM, Nayar R, Diaz LK, Staradub VL, Morrow M, Khan SA.: A comparison of ductoscopy-guided and conventional surgical excision in women with spontaneous nipple discharge. Ann Surg. 2005 Apr; 241(4): 575–581.

Nakafusa Y, Miyazaki K, Kuroki S.: [Practice of mammary ductoscopy] Nippon Rinsho. 2007 Jun 28; 65 Suppl 6: 291–293.

Nelson RS, Hoehn JL.: Twenty-year outcome following central duct resection for bloody nipple discharge. Ann Surg. 2006 Apr; 243(4): 522–524.

Ohlinger R, Paepke S, Jacobs V, Hahn M, Grunwald S: Stellenwert der Duktoskopie in der Mammadiagnostik. GYNÄKOLOGE 2006, 39: 538–544

Ohlinger R., Grunwald S., Köhler G: Sekretorische Brusterkrankungen – Informationsgewinn durch Duktoskopie? Onkologie, International Journal of Cancer Research and Treatment, Karger, Basel 2004; 27(suppl 2): 48.

Ohlinger R, Grunwald S: Sekretorische Brusterkrankungen – Informationsgewinn durch Duktoskopie? Ultraschall in Med 2004; 25 (suppl. 1) 11–12 (European Journal of Ultrasound).

Okazaki A, Okazaki M, Watanabe Y, Hirata K.: [Diagnostic significance of mammary ductoscopy for early breast cancer] Nippon Rinsho. 2007 Jun 28;65 Suppl 6: 295–297. Review.

Okazaki A, Hirata K, Okazaki M, Svane G, Azavedo E.: Nipple discharge disorders: current diagnostic management and the role of fiber-ductoscopy. Eur Radiol. 1999; 9(4): 583–590. Review.

Okazaki A, Okazaki M, Hirata K, Tsumanuma T.: [Progress of ductoscopy of the breast] Nippon Geka Gakkai Zasshi. 1996 May; 97(5): 357–362. Review. Japanese.

Okazaki A, Okazaki M, Asaishi K, Satoh H, Watanabe Y, Mikami T, Toda K, Okazaki Y, Nabeta K, Hirata K, et al.: Fiberoptic ductoscopy of the breast: a new diagnostic procedure for nipple discharge. Jpn J Clin Oncol. 1991 Jun; 21(3): 188–193.

Paepke S, Ohlinger R, Kiechle M, Schmalfeldt B, Plattner B, Fischer T, Grunwald S, Warm M, Jacobs VR: „Duktoskopie, Duktallavage, intraduktale Zytologie und Mikrobiopsie in der Diagnostik bei suspekter Mamillensekretion." Gyn Praktische Gynäkologie Mai 2006; Gyn(11) 2006, 57–61.

Paepke S, Jacobs VR, Ohlinger R, Grunwald S, Warm M, Hahn M, Kiechle-Bahat M: „Möglichkeiten der Milchgangsendoskopie: Tiefer Blick in die Brust." Im Focus Onkologie 2007; 10(7-8): 56–57.

Paepke S, Ohlinger R, Kiechle M, Schmalfeldt B, Plattner B, Fischer T, Grunwald S, Warm M, Jacobs VR: „Duktoskopie, Duktallavage, intraduktale Zytologie und Mikrobiopsie in der Diagnostik bei suspekter Mamillensekretaion." Gyn Praktische Gynäkologie 2007; 12(6): 415–421.

Pavlista D, Tesarová P, Janousek M, Strunová M, Zikán M, Sláma J, Fischerová D, Cibula D.: [Ductal approaches in mammary diagnostics] Ceska Gynekol. 2007 May; 72(3): 213–215.

Pereira B, Mokbel K.: Mammary ductoscopy: past, present, and future. Int J Clin Oncol. 2005 Apr; 10(2): 112–116. Review.

Rimbach S, Wallwiener D, Fein A, von Fournier D, Bastert G.: [Experimental microendoscopy of the milk duct system (ductoscopy)] Zentralbl Gynakol. 1995; 117(4): 198–203. German.

Rose C., Grunwald S., Ohlinger R: Makroskopische Beschreibung intraduktaler Befunde in der Duktoskopie und ihre Korrelation zum histopathologischen Ergebnis Senologie 2007; 4 (suppl): 132.

Sakai T, Makita M, Akiyama F, Uehara K, Kasumi F, Horii R, Sakamoto G.: Intraductal papilloma with bloody discharge from Montgomery's areolar tubercle examined by ductoscopy from the areola. Breast Cancer. 2006; 13(1): 104–106.

Sakorafas GH, Farley DR, Peros G: Recent advances and current controversies in the management of DCIS of the breast. Cancer Treat Rev. 2008 May 17.

Salhab M, Al Sarakbi W, Mokbel K.: The evolving role of the dynamic thermal analysis in the early detection of breast cancer. Int Semin Surg Oncol. 2005 Apr 8; 2(1): 8.

Sarakbi WA, Escobar PF, Mokbel K.: The potential role of breast ductoscopy in breast cancer screening. Int J Fertil Womens Med. 2005 Sep-Oct; 50(5 Pt 1): 208–211. Review

Sharma R, Dietz J, Wright H, Crowe J, DiNunzio A, Woletz J, Kim J.: Comparative analysis of minimally invasive microductectomy versus major duct excision in patients with pathologic nipple discharge. Surgery. 2005 Oct; 138(4): 591–596; discussion 596–597.

Sauter ER, Ehya H, Klein-Szanto AJ, Wagner-Mann C, MacGibbon B.: Fiberoptic ductoscopy findings in women with and without spontaneous nipple discharge. Cancer. 2005 Mar 1; 103(5): 914–921.

Sauter E.: Breast cancer detection using mammary ductoscopy. Future Oncol. 2005 Jun; 1(3): 385–393. Review.

Sauter ER, Klein-Szanto A, Ehya H, MacGibbon B.: Ductoscopic cytology and image analysis to detect breast carcinoma. Cancer. 2004 Sep 15; 101(6): 1283–1292.

Sauter ER, Ehya H, Schlatter L, MacGibbon B.: Ductoscopic cytology to detect breast cancer. Cancer J. 2004 Jan–Feb; 10(1): 33–41; discussion 15–6.

Schulz-Wendtland R, Aichinger U, Kramer S et al.: Galactoscopy – is it a new interventional method for breast diagnosis? Rofo. 2002; 174(8): 1015–1017.

Shao ZM, Nguyen M.: Nipple aspiration in diagnosis of breast cancer. Semin Surg Oncol. 2001 Apr–May; 20(3): 175–180. Review.

Shao ZM, Liu Y, Nguyen M.: The role of the breast ductal system in the diagnosis of cancer (review). Oncol Rep. 2001 Jan-Feb; 8(1): 153–156. Review.

Shen KW, Wu J, Lu JS, Han QX, Shen ZZ, Nguyen M, Barsky SH, Shao ZM.: Fiberoptic ductoscopy for breast cancer patients with nipple discharge. Surg Endosc. 2001 Nov; 15(11): 1340–1345. Epub 2001 May 7.

Shen K, Lu J, Yuan J, Wu G, Zhang J, Han Q, Shen Z.: [Fiberoptic ductoscopy for patients with intraductal papillary lesions] Zhonghua Wai Ke Za Zhi. 2000 Apr; 38(4): 275–277, 18.

Shen KW, Wu J, Lu JS, Han QX, Shen ZZ, Nguyen M, Shao ZM, Barsky SH.: Fiberoptic ductoscopy for patients with nipple discharge. Cancer. 2000 Oct 1; 89(7): 1512–1519.

Sparks CA.: Using ductoscopy to detect breast mass at an early stage. AORN J. 2002 Nov; 76(5): 851–854.

Taneri F, Kurukahvecioglu O, Akyurek N, Tekin EH, Ilhan MN, Cifter C, Bozkurt S, Dursun A, Bayram O, Onuk E.: Microanatomy of milk ducts in the nipple. Eur Surg Res. 2006; 38(6): 545–549. Epub 2006 Nov 3.

Teboul M: A new concept in breast investigation: echo-histological acino-ductal analysis or analytic echography. Biomed Pharmacother 1988; 42: 289–295.

Uchida K, Toriumi Y, Kawase K, Tabei I, Yamashita A, Nogi H.: Percutaneous endoscopy-guided biopsy of an intracystic tumor with a mammary ductoscopy. Breast Cancer. 2007; 14(2): 215–218.

Valdes EK, Boolbol SK, Cohen JM, Balassanian R, Feldman SM.: Clinical Experience With Mammary Ductoscopy. Ann Surg Oncol. 2006 Jul 29.

Valdes EK, Feldman SM, Balassanian R, Cohen JM, Boolbol SK.: Diagnosis of recurrent breast cancer by ductoscopy. Breast J. 2005 Nov-Dec; 11(6): 506. No abstract available.

Wu W, Li XR, Yang KY, Dong BN, Chen DJ.: [Breast intraductal lesion resection under breast fiberoptic ductoscopy] Zhong Nan Da Xue Xue Bao Yi Xue Ban. 2008 Jan; 33(1): 81–84.

Yamamoto D, Tanaka K.: A review of mammary ductoscopy in breast cancer. Breast J. 2004 Jul-Aug; 10(4): 295–297. Review.

Yamamoto D, Senzaki H, Nakagawa H, Okugawa H, Gondo H, Tanaka K.: Detection of chromosomal aneusomy by fluorescence in situ hybridization for patients with nipple discharge. Cancer. 2003 Feb 1; 97(3): 690–694.

Yamamoto D, Ueda S, Senzaki H, Shoji T, Haijima H, Gondo H, Tanaka K.: New diagnostic approach to intracystic lesions of the breast by fiberoptic ductoscopy. Anticancer Res. 2001 Nov-Dec;21(6A): 4113–4116.

Yamamoto D, Shoji T, Kawanishi H, Nakagawa H, Haijima H, Gondo H, Tanaka K.: A utility of ductography and fiberoptic ductoscopy for patients with nipple discharge. Breast Cancer Res Treat. 2001 Nov; 70(2): 103–108.

Register

Arbeitstrokar 7, 13
Areolarandschnitt 14, 37
Atypisch duktale Hyperplasie
  (ADH) 47, 53

Blaumarkierung 3

Dilatator 11, 19, 20
Ductus excretorius 13, 19, 49
Ductus lactiferi 5
Duktales Karzinom in situ
  (DCIS) 1, 47, 57
Duktallavage 2, 65
Duktoskop
  diagnostisches 7, 8, 19
  therapeutisches 8–11, 19
Duktsonografie 2, 13, 14

Fibroadenom 1

Galaktografie 2, 13, 14

Hyperprolaktinämie 1

Invasives duktales Karzinom
  (IDC) 2, 57

Komedomastitis 52

Magnetresonanztomographie 2,
  13, 14

Mammasonografie 2
Mamillenabstrich 2, 17–19
Mamillensekretion 1–3, 61, 65
Mammografie 2, 13, 14
Mastitis nonpuerperalis 1
Mastopathie 1
Milchgangsexstirpation 3, 13,
  14, 29
Milchgangspapillom 47, 53–56
Milchgangsystem 3, 5, 6

Nebenwirkungen 1

Overholt-Klemme 38–40

Palpation 2
Papillom 1, 2, 54–56
Pars infundibularis 5, 13, 49
Porus excretorius 13, 19
Probeexzision 3, 13, 29, 31

Spülzytologie 25, 29

Ultraschall
  intraoperativer 17, 42
  präoperativer 14, 15

Vakuumbiopsie 2, 3

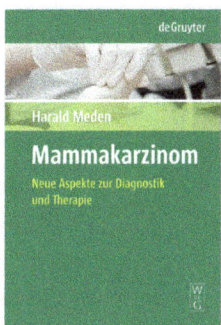

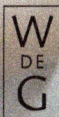

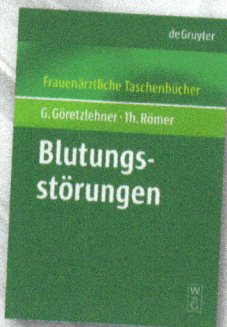

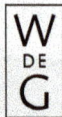

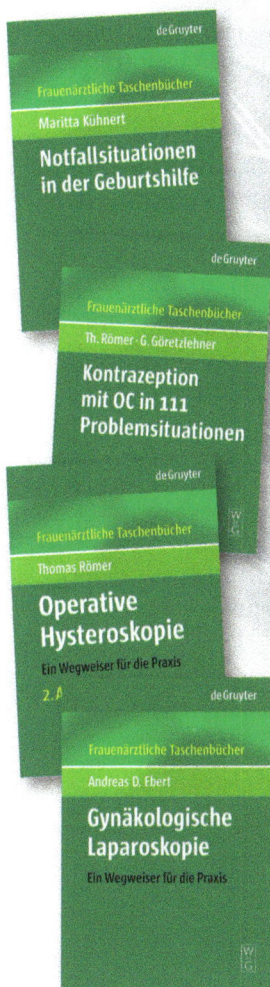

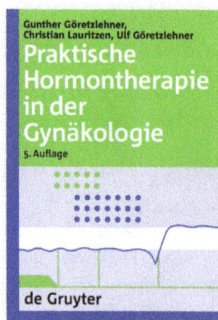

DE GRUYTER

Gunter Göretzlehner /
Christian Lauritzen /
Ulf Göretzlehner

■ **Praktische
Hormontherapie in
der Gynäkologie**

5. überarb. und aktual. Aufl.
2007.
XIV, 411 Seiten. 181 Abb.
177 Tab. Broschur.
ISBN 978-3-11-019044-1

Auch erhältlich als eBook
ISBN 978-3-11-020864-1

Dieses Buch enthält eine praxisnahe Darstellung der Hormontherapie für den Frauenarzt, der sich mit endokrinologischen Funktionsstörungen und Krankheitsbildern beschäftigt. Neben den Grundlagen der Endokrinologie wurden hochaktuelle Themen, wie die hormonelle Behandlung von gynäkologischen Erkrankungen, Sterilität und Beschwerden in der Menopause sowie neue Wirkstoffe und aktualisierte Dosierungsschemata aufgenommen. Kapitel zu Differenzierungsstörungen oder Störungen in der Pubertät machen dieses Buch auch zum Leitfaden für den Kinderarzt und Allgemeinmediziner.

- Komplett überarbeitet und aktualisiert.
- Das Werk wurde an den aktuellen Stand der Präparate angepasst und enthält neue Dosierungsbeispiele und Therapievorschläge.
- Mit neuen Abschnitten zu Biorhythmen und Epidemiologie.

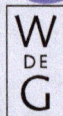

W
DE
G
de Gruyter
Berlin · New York

www.degruyter.de

*9 7 8 3 1 1 0 2 0 6 4 3 2 *